新生儿精细化护理系列

丛书主编　胡晓静

新生儿精细化护理评估技术

XINSHENG'ER JINGXIHUA HULI PINGGU JISHU

本册主编　朱晓婷

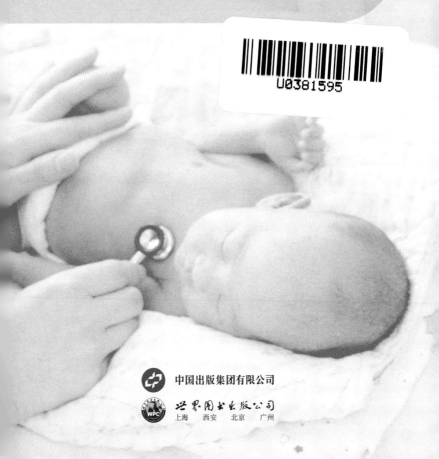

U0381595

中国出版集团有限公司

世界图书出版公司
上海　西安　北京　广州

图书在版编目(CIP)数据

新生儿精细化护理评估技术/朱晓婷主编. —上海：上海世界图书出版公司,2023.8
（新生儿精细化护理系列/胡晓静主编）
ISBN 978－7－5232－0328－6

Ⅰ.①新… Ⅱ.①朱… Ⅲ.①新生儿－护理－评估 Ⅳ.①R174

中国国家版本馆 CIP 数据核字(2023)第 061013 号

书　　名	新生儿精细化护理评估技术
	Xinsheng'er Jingxihua Huli Pinggu Jishu
丛书主编	胡晓静
本册主编	朱晓婷
责任编辑	沈蔚颖
装帧设计	袁　力
出版发行	上海世界图书出版公司
地　　址	上海市广中路 88 号 9－10 楼
邮　　编	200083
网　　址	http://www.wpcsh.com
经　　销	新华书店
印　　刷	杭州锦鸿数码印刷有限公司
开　　本	889mm×1194mm　1/32
印　　张	8.375
字　　数	120 千字
版　　次	2023 年 8 月第 1 版　2023 年 8 月第 1 次印刷
书　　号	ISBN 978-7-5232-0328-6/ R·671
定　　价	58.00 元

丛书编写委员会

总主编

胡晓静

主　审

周文浩　曹　云

顾　问

黄国英　张玉侠　陈　超

丛书编委

（按姓氏笔画排序）

于　玲	马月兰	王　丽	王　玲	王　燕	王国琴
冯世萍	吕天婵	朱亭立	朱晓婷	任　燕	刘　晴
汤晓丽	李　文	李　芳	李丽玲	杨　芹	杨童玲
轩　妍	时富枝	吴莎莉	张先红	陆春梅	陈　芳
陈红雨	季福婷	金玉梅	赵　磊	胡　雪	胡艳玲
贺　芳	钱葛平	徐红贞	翁　莉	唐云飞	唐英姿
程晓英	谢　珺	蒙景雯	熊小云	熊永英	薛阿丽

本册编写者名单

分册主编

朱晓婷

分册参编

（按姓氏笔画排序）

吕天婵　杨　芹　季福婷　唐　熙

序　言

新生儿中的早产儿（born too soon）已经成为全球关注的焦点，每年大约有 1 500 万早产儿出生，世界上出生 10 个婴儿中约有 1 个是早产儿，他们很脆弱。5 岁以下儿童死亡中有 40％是新生儿，而早产儿是新生儿死亡中最主要的死亡原因，生存下来的早产儿中还有相当一部分要面临终身残疾如脑瘫、智力障碍、学习障碍、慢性肺部疾病、视力和听力等问题。早产成为一个公共卫生问题。

健康的新生儿需要做好从孕期、产期到新生儿期的全面的连续性的精细化照护，照护团队包括了非常多的角色。对于住院的新生儿来说，重要的三大角色是医生、护士以及父母，每个角色都需要付出 120％的努力，同时又充分地相互配合才能得到一个较好的结局。新生儿护士是责无旁贷地一直守护在住院新生儿身边的角色，他们精细化照护能力关系到新生儿的短期结局和长期预后。新生儿护理水平需要加速提升，与医生角色进行完美地配合，最终改善新生儿尤其是早产儿的结局。

复旦大学附属儿科医院（以下简称"复旦儿科"）一直

1

将新生儿的医护国内外联合培养放在重要的位置，投入了大量的资源，也培养出很多非常优秀的人才，这是复旦儿科新生儿包括极超低出生体重早产儿获得良好预后的保障。近年来，复旦儿科的新生儿生存率、极超低出生体重儿的生存率都逐渐接近发达国家水平，作为国家儿童医学中心更加有责任和使命与全国同道一起提升和进步，造福全国的新生患儿。《新生儿精细化护理》系列图书由新生儿护理团队发起，将复旦儿科多年来积累的新生儿精细化照护经验进行了总结，内容涵盖了新生儿发育支持护理、呼吸道的精细化护理、皮肤以及血管通路的精细化护理等临床必备的精细化护理知识和实践经验，具有很高的参考实用价值。当然，新生儿精细化护理远远不止这些，希望复旦儿科护理团队继续不断努力学习和实践，总结出更多的经验，与更多的医疗中心和家庭分享，为新生儿健康的未来加倍努力！

复旦大学附属儿科医院院长

2022 年 12 月

前　言

　　出生体重 1 500 g 以下的新生儿称为"极低出生体重儿"，出生体重＜1 000 g 的新生儿称为"超低出生体重儿"。2005 年和 2010 年，我国学者先后完成两次较大规模的全国性新生儿流行病学调查显示极超低出生体重儿占所有住院早产儿的比率约为 8％。近年来随着辅助生殖技术的广泛应用和高龄产妇增多等原因，极低出生体重儿所占的比重有上升趋势。极低、超低出生体重儿出生时各脏器的功能极不成熟，临床病死率和并发症发生率均很高。根据 2010 年世界卫生组织（WHO）统计数据，死亡早产儿中约 2/3 为极超低出生体重儿。随着新生儿诊疗护理技术的进步，2020 年中国新生儿协作网数据显示，胎龄 28 周早产儿的生存率达到 80％左右。尽管如此，如何提高他们的生存率同时提高生存质量，依然是新生儿医学领域的重要课题。

　　极低、超低出生体重儿的关键救治技术包括应用肺泡表面活性物质、有创和无创机械通气、肠外营养以及抗生素等，这些救治技术在我国许多新生儿重症监护病房已经非常成熟，甚至接近发达国家的水平。极超低出生体重儿的生命非常脆弱，对护理技术有着极高的要求。在临床医学不断发展的同时，护理专业技术需要协同提高,例如 NIDCAP 技术、气道特殊护理技术、喂养技术、血管通路建立和管理技术以及家庭参与式护理技术等,都需要更细化的微护理专业团队细致地实施,这些在很大程度上直接影响了这些小早产儿的预后。因此,这样的护理工作要求护士们具有很好的职业素养和很高的技术水平,是一个责任特别重、技术含量特别高的专业。

复旦大学附属儿科医院新生儿重症监护病房每年收治的极低、超低出生体重儿达 500 例左右,在精细化护理技术方面积累了丰富的经验,本系列丛书基于大量的证据以及临床护理实践,针对新生儿临床常用的系列护理技术进行了分册介绍。携手全国部分新生儿护理同仁们,以深入浅出的方式倾情撰写了各分册,力求让新生儿科护士学习起来比较轻松且容易掌握,最终使全国的新生儿及其家庭受益。

在本书出版之际,感谢上海市科学技术委员会"长三角极低、超低出生体重早产儿精细化照护技术的联合攻关项目(项目编号:18495810800)"资助,感谢中国医药教育协会新生儿护理分会,以及国家儿童医学中心护理联盟新生儿亚组的同仁们的精诚合作,感谢新生儿科的前辈们在新生儿护理发展中的积淀,感谢我的导师黄国英教授对新生儿护理的重视和张玉侠教授的引领,感谢新生儿科周文浩教授、陈超教授、曹云教授的大力支持,特别要感谢全国新生儿科护士姐妹们勤勤恳恳的工作和奉献,是你们亲手挽救了千千万万宝宝们稚嫩的生命!

胡晓静

2022 年 12 月

目　　录

绪　论

新生儿期是从母亲体内过渡到独立生活的重要阶段,这对于初生的早产儿,尤其是极低出生体重儿(very low birth weight infant,VLBW)(出生体重<1 500 g)和超低出生体重儿(extremely low birth weightinfant,ELBW)(出生体重<1 000 g)来说无疑是一场巨大的挑战。新生儿自娩出后,其生命体征和临床表现经历了一系列的特征性的变化。在该阶段的病情千变万化,正确及时的评估可以让医护人员识别新生儿的各项早期变化,从而做到预防、及时治疗,协助他们成功地度过新生儿期。

评估是让护士收集信息并进行整合,是新生儿护理的重要组成部分。在新生儿的日常护理过程中,评估是一个持续的过程。护士必须定期进行正确而全面的检查,以明确具体的评估问题。综合的评估结果可以作为诊断和治疗的临床判断依据。互联网技术以及大数据时代的到来,包括各种临床技术的进步,提高了我们照护新生儿的能力,但护理人员在评估方面的作用仍然无可替代。

评估包括对新生儿出生时全面的身体和心理评估，以及对家庭、母亲的评估。新生儿的评估包括出生时的初步检查、宫内外转换的评估、胎龄的评估、出生后的综合身体评估、入院评估、置管前后评估、中心静脉置管评估、手术前后评估、出院前评估、出院检查、早产儿随访，或某种疾病或损伤的评估。虽然这些评估有许多共性，但每种评估的目的都有所不同。

综合新生儿的病史和体格检查创建了识别问题和规划干预措施的框架。护理评估允许护士收集相关信息并评估和整合该信息，以改善新生儿的近期和远期结局，减少并发症的发生。护理评估有别于医疗体检，虽有重复，但与之相比各有侧重，是医疗资料的补充。护理人员可以通过交流、观察和护理体检获得更丰富的护理资料来进行护理评估，以便于为新生儿及家庭制定个体化的护理计划。尽管仔细观察早产儿的各种特殊表现是很重要的事情，但经验丰富的医务人员检测到的细微发现也可能在新生儿和其家庭的持续护理中起到至关重要的作用。

早期发现新生儿的异常体征对减弱疾病的破坏性至关重要。当患儿出现异常体征时，护士可以评估疾病的早期症状和体征。护士通常是第一个对新生儿临床状态和身体评估的急剧变化做出反应、开始诊断和治疗疾病等一系列事件的人。即刻的医疗管理和护理干预，药物和非药物治疗的引入对于降低这些新生儿的发病率和死亡率至关重要。医疗管理的一个重要组成部分是密切观察和连续的各项检查。通过仔细评估,早期干预和医疗管理可以减少不必要的外科手术。护士在进行关键评估及其对早期识别器认识方面的作用极大地促进了早期识别和管理新生儿疾病,减少了长期医疗和外科后遗症的情况发生。

（朱晓婷）

参考文献

［1］张玉侠.实用新生儿护理学.北京：人民卫生出版社,2015：109－116.

［2］BHAWANDEEP GARG, DEEPAK SHARMA & NAZANIN FARAHBAKHSH. Assessment of sickness severity of illness in neonates：review of various neonatal illness scoring systems. The Journal of Maternal-Fetal & Neonatal Medicine,2018,31,(10)：1373－1380.

第一章

护士在新生儿评估中发挥的作用

第一节　基于评估工具的评估工作

常用于新生儿评估的工具多以量表的形式呈现。这些评估工具主要运用 logistic 回归的方法研发而来,在新生儿中主要用于评估疾病严重性和预测该疾病的患病率及死亡率。评估工具的应用,让我们的评估工作变得易于操作而且具有规范性。然而任何评估工具都不是万能的,会受到许多因素的影响。因此,基于评估工具的评估工作,需要考虑到其应用的环境和对象,以及评估工具的信度和效度,结合多方面的信息进行综合判断。

一、理想的评估工具

理想的评估工具应具备以下特点:① 操作简单;② 住院早期应用的可行性;③ 可以预测死亡率、特殊疾病的患病率、各类新生儿的所需费用;④ 具有各类新生儿的使用方法描述。

同时,理想的评估工具需要良好的信度和较高的效度。目前的评估工具多由国外评估工具翻译而来,由于人群的差异,在我国使用不一定具有较高的信度和效度,而且在不同的前提和环境中得出的结果也未必相同。因此在选择评估工具时,首先要合理地评估其在应用人群中的信度和效度。同时,需要建立我国人群的高效评估工具。

二、常用评估工具的优缺点

(一) Apgar 评分

目前通用的 Apgar 评分由 Virginia Apgar 在 1952 年设计而成,是新生儿生后经历的第一次评估所应用的工具。然而任何评估工具都不是万能的,例如 1 分钟 Apgar 评分低并不一定与新生儿的预后有必然的联系,它会受到许多因素的影响,如早产、母亲的用药、先天性疾病等。Apgar 评分的项目中肌张力、呼吸、对刺激的反应能力与新生儿的成熟度密切相关,正常足月儿的评分必然要高于早产儿的评分,因此 Apgar 评分在超低出生体重儿中的应用也受到质疑。

(二) CRIB 评分

CRIB(clinical risk index for babies)评分由 Tarnow - Mordi 等研发,主要评估六项指标:出生体重、孕周、最大和最小吸入氧气浓度、出生后 12 小时最大的缺陷和先天性畸形。Vakrilova 和 Coscia 在应用该工具后,发现在死亡新生儿和永久性神经系统损伤的早产儿中,该评分系统的得分明显增高。然而在印度等发展中国家的证据显示 CRIB 评分与出生体重、孕周对早产儿的患病率的预测并无差异。该工具的优点是便于使用、消耗时间短、敏感性高,而且它综合了多项新生儿生理性指标的评估;缺点为只应用于新生儿,并且只能应用在生后 12 小时内,而且它包含了受照护团队影响的评估指标,且它的研发是在表面活性物质的广泛应用之前,因此受新生儿呼吸状况的影响较大。

(三) CRIB II 评分

CRIB II(clinical risk index for babies II)评分由 Parry 在 2003 年更新,是重新校准和简化的评分系统,避免了早期治疗偏见的影响。评估入院 1 小时内的初始死亡风险和疾病严重程度,主要基于 5 个参数:出生体重、孕周、体温、性别、碱剩余。该工具被证实在预测早产儿死亡率方面具有较好的准确性和有效性,而在评估不良神经系统结局方面与单独孕周和出生体重的预测性并未显示出优越性,它的优点是去除了主观参数。

(四) SNAP 评分

SNAP(score for neonatal acute physiology)由 Richardson 在 1990 年研发,主要应用于美国和加拿大,记录生后 24 小时每个系统的生理偏差,囊括了 28 个生理参数。该工具与出生体重的相关性很小,即使在出生体重较轻的情况下,对新生儿的死亡率预测也具有较好的有效性,极低出生体重儿 10 分以上和其他早产儿 15 分以上与早产儿高死亡率相关。SNAP 与氧合指数

（OI）一样对预测死亡率有效，但 OI 由于操作简单而更受欢迎。SNAP - PE（SNAP perinatal extension）添加了出生体重、是否小于胎龄、5 分钟 Apagar 评分三项。

（五）NBRS 评分

NBRS（nursery neurobiologic risk score）评分由Brazy 等研发，与矫正 6 月龄、15 月龄、24 月龄时的神经发育结局具有相关性；PREM score（prematurity risk evaluation measure）可以预测胎龄 22～31 周新生儿的存活率，但在预测存活儿的残疾率方面较差。

（六）胎龄的评估

胎龄与新生儿的死亡率具有相关性，因此对胎龄周数的评估具有极其重要的意义。目前有多种评估新生儿胎龄周数的方法。NBS（new ballard score）评分法是最受欢迎的评估工具，尽管其有较多优势，但仅对 2 周内的新生儿的评估是准确的，而且往往过高地估计超低出生体重儿的胎龄周数，因此需尽量在生后 12 小时内进行胎龄周数的评估（见第二章的入院评估内容）。我国主要应用简易评估法评估，它从体表特征中筛选出足底纹理、乳头形成、指甲和皮肤组织 4 项作为评估项，评估所得总分加上常数 27 即等于胎龄周数，误差多在 1 周内。

（七）疼痛的评估

新生儿疼痛作为第五生命体征，已经越来越引起医护人员的重视，但是新生儿无法表达疼痛的程度，疼痛的评估量表就成为疼痛的识别和管理的良好评价工具。如早产儿疼痛评分(premature infant pain profilel, PIPP)、面部表情疼痛评分(neonatal facial coding system, NFCS)和术后疼痛评分(neonatal postoperative pain assessment score, NPPA)。

（八）其他

关于新生儿喂养、营养以及皮肤状况的评估均有相应的工具,具体内容将在第二章中详细阐述。

三、评估工具的局限性

国际学术会议以及各种交流的进行,促进了各种评估工具的翻译及应用,但是应该意识到,评估工具形成的基础数据是基于国外新生儿而形成,且评估工具的研发时机与我们目前发展照护技术的进步有一定的差异,尤其是超低出生体重儿的成功救治,迫切需要更精确的评估工具。我们在应用评估工具的同时,更应该注意工具在应用于我国新生儿中的数据,并不断评估、改进、完善和制订适合我国新生儿评估的工具,从而为治疗和护理措施的制订,提供最准确的数据。从现今评估工具在我国临床的运用情况来看,推荐使用的评估内容有 Apgar 评分、CRIB II 评分、SNAP 评分、胎龄的评估、疼痛的评估等。

第二节　基于病情观察的预见性评估

基于病情观察的预见性评估,是在大量数据和经验的基础上形成的对未来一段时间内可能发生的风险进行评估，并能在最短的时间内做出干预。这些数据的收集多通过病史、身体评估尤其是结合症状的评估内容来完成。

病史的收集具有极其重要的预见性。病史的采集往往来源于新生儿的父母，因此良好的沟通，与父母建立和谐的关系，在病史采集的过程中尤为重要。基于病情观察的预见性评估的内容包括一般情况（主诉、现病史、个人史、家族史等）、身体评估、胎龄评估和疼痛评估等。

评估中的内容与疾病的发生往往具有密切的关联性，如一般情况中的种族，黑色人种一直被认为是 B 族链球菌特异的早期败血症的高危因素。产前的各种操作也是发生早期败血症的危险因素，如有创胎儿监护、频繁的经阴道检查等。身体评估中肌张力是新生儿的一个重要预见性评估因子，新生儿的肌张力和肢体屈曲程度往往要明显低于足月儿。胎龄评估中新生儿早期败血症的所有影响因子中，小的胎龄周数是最大的危险因素。极低出生体重儿发生早期败血症的风险远远高于足月儿，有研究表明胎膜早破超过 18 小时的极低出生体重儿，发生败血症的风险是足月儿的 3～4 倍。

在新生儿离开产房前，做全面的体检是十分必要的，包括排除产伤、明显的先天性缺陷，以及评估新生儿心肺系统对宫外环境的适应能力等。对心率、呼吸、肤色、胃肠功能、行为状态的评估是评价新生儿从宫内顺利向宫外良好过渡的重要手段。例如肤色的评估,在胎儿循环尚未顺利过渡到新生儿循环时,可能存在右向左的分流,出现一过性差异性发绀(头面部和躯干上部红润,下肢和躯干下部青紫)。值得一提的是,对新生儿身体进行全面评估,应该在其安静时进行,环境应温暖、灯光柔和。

第三节　新生儿评估中的医护合作

美国护士协会将医护合作定义为医生与护士之间的一种可靠的合作过程,即在医生和护士双方均能够认可和接受各自行为和责任的范围内,维护双方各自的利益及实现共同目标。医护之间的关系模式经历了早期的主导-从属模式(医疗与护理为从属关系)和当代的并列-互补模式两个阶段。现代社会护理学形成了独立的理论和实践体系,成为一门独立的学科,护士在疾病预防、治疗、康复中的重要作用也日益凸显。医护间的沟通与协作是医疗活动的重要组成部分,建立"交流-尊重-合作"的和谐医护关系,对提高医疗护理工作质量、降低不良事件发生率、提高满意度具有重要意义。

对医护合作的测量工具,有临床事务合作量表(collaboration practice scale, CPS)、医护合作量表(collaboration with medical staff scale, CMSS)、JEFFERSON医护合作态度量表(jefferson scale of attitudes toward physician-nurse collaboration，JSAPNC)、照护决策合作与满意度量表(collaboration and satisfaction about care decisions，CSACD)等,但仍缺乏适合我国国情的有效的评估工具。

对新生儿进行评估,医护之间需要有效的培训。有效的诊疗工作如有效复苏需要的不仅仅是个人的临床技能,还体现出团队合作和领导力的重要性,团队合作培训应该被纳入其中,因为它可以提高这些非技术技能。现今,模拟训练作为一种教授技术和非技术技能的方法越来越流行。跨学科仿真模拟训练能够转变医护人员关于合作和决策满意度的认识,尤其对年轻医护人员有更显著的效果,越来越多地运用于临床培训中。

评估中沟通模式的选择同样重要,医护之间的沟通有不同的沟通模式。标准化沟通模式(SBAR 沟通模式)是一种以证据为基础的、标准的沟通方式,即 Situation(现状)、Backgroud(背景)、Assessment(评估)、Recommendation(建议)4 个项目,可以使医护人员对患者信息进行全面、系统地传递,以减少不必要的混乱。SBAR 沟通模式是WHO 推荐的一种沟通工具,可有效用于护理交班过程、术前访视及护理教学中。现阶段该模式已在欧美医疗体系中得到了广泛的应用,在我国的教育培训、护理交接班、护患沟通及转诊交接等领域中也逐渐得到应用。SBAR 沟通模式可以在交接危重患儿时帮助护理人员快速、准确地了解患者的病情、治疗及护理等相关信息,并且还避免了常规床头交接班模式的随意性、盲目性和重复性等缺点。多项研究表明运用 SBAR 沟通模式能提升护理人员交接班效率及质量,提高患儿治疗效果及患儿父母对护理工作的满意度,缩短患儿住院时间,减少护理不良事件的发生。

"医护一体化"沟通模式是指医护之间形成相对固定的诊疗团队,护士参与诊疗计划的制定,与医生共同讨论治疗与护理方案,以小组的形式为新生儿提供治疗、护理及康复的一体化服务,强调医护多角度、全流程、全方位深度合作。"医护一体化"沟通模式中,医护关系不同于传统的"主导-从属"模式,而是"并列-互补"模式,将传统的医患、护患两个不相关的工作模式整合为医护一体化的工作模式,在此模式下医护双方积极发挥各自专业领域的优势,全方位深度合作,可优化医护工作效率及提高医护工作质量。"医护一体化"沟通模式整合了医生和护士的工作计划,吸引人之处在于,它为新生儿护士提供了适当的工作框架,使其承担更负责任的角色,不仅与父母,还与从事新生儿服务的关键专业团体,如社会工作者合作,它还为新生儿护士的研究打开了现实的空间。

医生和护士在查体或评估过程中可能侧重点不同,因此获得的信息有所区别,护理评估是医疗查体的重要补充,而医疗的查体发现也可能给新生儿的护理带来决策性的影响。因此,只有良好的医护沟通和配合,才能获得完整的评估信息,得出正确的结论,获得客观性的数据,从而为新生儿及家庭制订个体化的最佳计划。

(杨 芹 朱晓婷)

参考文献

［1］CAROLE KENNER, JRDY WRIGHT LOTT. Comprehensive neonatal nursing care. Springer publishing company, 2014.

［2］RACHEL E. LEAN, CHRIS D. SMYSER CYNTHIA ROGER S. Assessment: The Newborn. Child Adolesc Psychiatr Clin N Am. 2017, 26(3): 427-440.

［3］BHAWANDEEP GARG, DEEPAK SHARMA & NAZANIN FARAHBAKHSH. Assessment of sickness severity of illness in neonates: review of various neonatal illness scoring systems. The Journal of Maternal-Fetal & Neonatal Medicine, 2018, 31, (10): 1373-1380.

［4］JISUN LEE. Situation, Background, Assessment, and Recommendation Stepwise Education Program: A quasi-experimental study. Nurse Education Today, https://doi.org/10.1016/j.nedt.2021.104847.

［5］蔡慧婷,韩旻.医护一体化营养管理对早产儿生长发育的影响.护理学杂志,2020,35(10):13-16.

第二章

住院新生儿需进行的环节评估

新生儿自娩出后,生命体征和临床表现的特征性变化要经历三个时期,分为第一次反应期、相对反应期或睡眠期和第二次反应。第一次反应期(在出生后最初15~30分钟内)强调快速评估,重点为快速识别急症,及时处理急症;风险度判断(高危、中危和低危),根据判断结果确定相应的医护等级;检查有无畸形和其他明显异常。相对反应期或睡眠期持续1~5小时,这个时期是新生儿逐步适应外界环境的时期。接着进入第二次反应期,也就是根据娩出后的评估结果,在新生儿相对稳定后,将其送入或转运至相应级别的新生儿重症监护室接受进一步的检查、评估、治疗和护理。护理评估是护理程序的第一步,也是最基本的一步。由于新生儿没有沟通能力,无法表达自己的不适及既往史等情况,因此在新生儿重症监护室(NICU),新生儿的护理评估更加重要。入院时要对新生儿进行全面的评估,设计好护理评估单,可以为医生制订正确有效的治疗方案提供依据,帮助护士制订个体化的护理计划,明确日常护理要点,也是减少医疗纠纷、护患矛盾的有效途径。护理人员通过交流、观察和护理体检来收集资料进行评估。

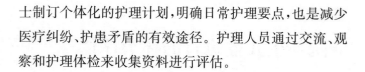

第一节　入　院　评　估

入院护理评估包括身体健康评估、营养评估、疼痛评估、导管评估、家庭评估、健康教育需求评估以及出院计划。

一、身体健康评估

（一）评估技术

进行评估时需要使用到视诊、触诊、叩诊和听诊等技术,学习这些技能需要耐心和一定的实践。

1. 视诊

视诊是使用视觉对新生儿的皮肤颜色、呼吸状况、躯体活动和姿势,以及身体各部位的形状和对称性等情况进行评估。需要护士细致地观察,而不是简单地"看",同时对视诊得到的信息进行处理,评估个体差异,然后形成临床印象和护理计划。这是新生儿身体健康评估的关键技能之一,也是贯穿新生儿住院期间的持续评估技术之一。

2. 听诊

听诊是听新生儿身体所发出的声音(呼吸音、肠鸣音等)的过程。选用早产儿专用双头听诊器进行听诊。双头听诊器的杯式听头适合听取低音调声音(正常心音及多数心脏杂音),膜式听头适合听取高音调声音(呼吸声音、肠鸣音及少数心脏杂音)。使用时注意保持周围环境安静、动作轻柔,将听诊器适当加压放置在新生儿需要被评估的部位。

3. 触诊

护理人员需要反复练习触诊,以确定新生儿的身体情况,包括质地、张力、搏动、震颤、压痛以及器官的深度、大小、形状和位置等。触诊时应确保检查者手部温暖,使用指腹而非指尖进行触诊。腹部触诊时,应使新生儿处于屈曲位,以放松腹部肌肉,检查者一手固定新生儿膝盖和臀部,以便于触诊肝脾。新生儿很容易受伤和出血,因此在触诊时一定要强调使用温和的压力,尤其是在触诊敏感器官(肝脏、脾脏、皮肤等)时。触诊时检查者保持手部温暖,给新生儿使用安抚奶嘴保持患儿安静后,按照从浅表到深部组织的顺序进行触诊。

4. 叩诊

叩诊是通过叩诊部位产生声波的音量高低、持续时间和强度等情况评估新生儿疾病程度的技术。叩诊可以分为直接叩诊和间接叩诊:直接叩诊指检查者用右手中指的尖端直接叩击身体部位进行评估;间接叩诊指检查者把非主导手的中指放在评估部位的皮肤上面,用另一只手的中指叩击其远端关节进行评估。叩诊通常是检查年龄较大的婴儿或儿童的常用技术,很少用于新生儿。

（二）生长发育评估

生长发育模式可以反映新生儿的健康状况。新生儿期的生长发育速度可以通过多种方法进行测量。通常会选择使用标准化的生长发育曲线与临床测量的结果进行比较。所选用的生长曲线需与新生儿的性别、种族、遗传、环境因素（如海拔高度）方面相匹配。

1. 测量技术

对于大多数新生儿来说,体重、身长和头围足够评估其身体的基本情况。将这些测量结果与标准生长曲线进行比较,$<3\%$时意味着新生儿有生长发育迟缓的可能,$>97\%$时意味着新生儿有生长过速的可能,都应寻找原因,制订相应的解决方案。

2. 体重和身长

使用新生儿专用体重秤对新生儿进行称重,测量应在新生儿吃奶前的安静状态下进行,称的是裸重。测量身长时,新生儿应处于仰卧位,髋关节及膝关节伸直,使用皮尺或专门的身长测量仪器测量新生儿头顶到足底的距离。

3. 生命体征

（1）体温：使用电子体温计测量腋窝温度,可接受的温度范围为 $36.5 \sim 37.5\,^\circ\mathrm{C}$,新生儿的体温最好在 $36.8\,^\circ\mathrm{C}$ 以上,同时要注意评估暖箱温湿度对新生儿体温的影响。

（2）心率：新生儿心率范围为 $100 \sim 160$ 次/分,取决于新生儿的胎龄和日龄,同时受活动和状态影响较大。静息心率最具代表性,静息心率为 120～140 次/分。

（3）呼吸：新生儿呼吸频率为 40～60 次/分,节律多不规则,但听诊时呼吸音清晰。

（4）血压：新生儿血压的正常范围与胎龄及出生日龄以及血压的测量方法有关。新生儿的血压与体重成正比。早产儿血压的具体正常值范围见表 2-1 和表 2-2。

表 2-1　早产儿血压的正常范围

体重 （g）	收缩压 （mmHg）	舒张压 （mmHg）
501～750	50～62	26～36
751～1 000	48～59	23～36
1 001～1 250	49～61	26～35
1 251～1 500	46～56	23～33
1 501～1 750	46～58	23～33
1 751～2 000	48～61	24～35

引自：邵肖梅,叶鸿瑁,邱小汕.实用新生儿学(第五版)[M].北京：人民卫生出版社,2019：952.

表 2-2　早产儿平均动脉压的正常范围

体重 （g）	平均动脉压 （mmHg）		
	出生后 13 天	出生后 17 天	出生后 31 天
501～750	38±8	44±8	46±11
751～1 000	43±8	45±7	47±9
1 001～1 250	43±8	46±9	48±8
1 251～1 500	45±8	47±8	47±9

引自：张玉侠.实用新生儿护理学[M].北京：人民卫生出版社,2015：652.

（5）经皮肤氧饱和度（SpO_2）：SpO_2是临床最常使用监测氧合状态的方法，其正常范围为$85\%\sim100\%$。凡吸氧的新生儿必须监测SpO_2，其水平应该保持在$88\%\sim94\%$。早产儿的目标SpO_2的范围见表2-3。

表2-3　早产儿的目标氧饱和度

出生时 出生体重（BW）和胎龄（GA）	第一阶段 （出生后）	第二阶段 （纠正胎龄）
1. BW<1 250 g 2. GA<28 周 3. BW<1 250 g+GA28～32^{+6}周	$85\%\sim93\%$	$33\sim35^{+6}$周 $91\%\sim95\%$ ≥36 周 $94\%\sim98\%$
BW≥1 250 g+GA28～32^{+6}周	$90\%\sim94\%$	
GA≥33 周	$94\%\sim98\%$	

引自：MATTHEW J. BIZZARRO. Optimizing Oxygen Saturation Targets in Extremely Preterm Infants（2018）. https://jamanetwork.com/ by a Fudan University User on/2020/11/04.

4. 循环系统

循环系统评估包括对心脏进行评估，评估其速率、节律、心音特征和是否存在杂音。在新生儿期，心脏以及心尖最强搏动点的位置会发生变化。听诊应在第二肋间隙、第四肋间隙、心尖和腋窝进行。在动脉导管闭合之前，听诊到心脏杂音是正常的，但当心脏杂音持续存在时则需要进一步的评估。听诊有心脏杂音，但临床没有任何异常症状的情况在新生儿中较为常见，最常见的是窦性心动过缓及期前收缩。完全依靠听诊无法准确识别心脏异常的种类，还需要依靠心电图（ECG）或心脏彩超等进行进一步检查。循环系统评估还包括对组织灌注情况进行评估,通过检查毛细血管充盈度来判断新生儿的组织灌注情况。方法是用手指按压新生儿胸骨部位皮肤5秒,松开后观察该区域恢复至颜色红润的时间,正常时间应该不到3秒。

5. 总体外观

一般外表可以表明新生儿的营养状况、成熟度和总体情况。与足月儿相比,早产儿皮下脂肪更少,伸肌比屈肌发育成熟,因此更多地表现出伸展的状态。

6. 皮肤

评估皮肤的成熟度、完整性和颜色。早产儿皮肤比足月儿薄,可在胸部和腹壁见到明显的血管。早产儿皮肤几近透明,可呈凝胶状外观,由于角质层不成熟而呈现红色。宫内生长受限的新生儿也会表现出皮下脂肪的缺乏,具体表现为皮肤松弛、皱褶,尤其是膝盖周围。

7. 头部

(1)检查头部的形状、对称性、有无瘀青损伤或病变。因分娩方式而导致的头型不规则通常要持续几天的时间,早产儿持续的时间会更久,达数周时间。

(2)使用软尺测量头围,测量时软尺绕过耳朵上缘,紧贴眉骨和枕骨。

(3)触诊头部以评估颅骨的骨化程度、有无肿块或骨缺损,以及囟门和颅缝的大小、位置、张力等情况。连续测量前囟宽度比单次测量更有意义。评估囟门张力,囟门突出、张力增加反映了颅内压增高;囟门凹陷可能意味着脱水。

（4）评估头发的颜色、长度、质地、数量和位置。新生儿头发分布广泛稀疏,通常情况下头发颜色均匀,有些混合了浅色和深色头发。零星的白发斑片可能是一种家族性特征,但头发呈现白色,同时伴有眼睛或其他部位皮肤色素沉着时,可能与耳聋或精神发育迟滞有关。

8. 面部和颈部

评估面部的形状、对称性,以及有无瘀伤或变形等异常特征的存在。异常面部特征可能是畸形综合征,有家族性或病理性特征。同时还应评估咽反射、吮吸反射、觅食反射等情况。新生儿的颈部相对较短,视诊时应观察颈部对称性、皮肤外观、运动范围、有无肿块和瘘口,颈部应该与头部对称,展现出全方位的运动。必要时触诊锁骨,评估其完整性,有无褶皱或肿胀。

9. 耳朵

评估耳朵的形状、结构、位置、软骨量和完整性。约30%的耳郭与内眦、外眦及枕骨在一条线上。还要评估耳郭的旋转情况;耳郭长轴应与头颅垂直轴呈约15°的角度。外耳轮郭的异常可能与多种综合征都有关系,通常表现为微小的结构变化。新生儿出生后耳道内的羊膜碎片较少,因此排除异物的时间会较短。新生儿耳道柔韧容易塌陷,鼓膜较厚,血管丰富。检查时还应评估新生儿对噪声刺激的行为反应。

10. 眼睛

评估眼球自发运动,双侧眼球呈现共轭运动,双侧眼睑对称,呈椭圆形,睫毛排列有序,由内向外生长。虹膜颜色均匀,玻璃体清澈,结膜表面光滑。生后早期角膜由于水肿可能会显得有些模糊,但此后角膜应逐渐清晰有光泽。巩膜通常是白色的,但新生儿的巩膜更薄,因此可能会呈现出蓝色。瞳孔呈圆形,双侧等大等圆,对光反射灵敏。

11. 鼻子

对鼻子的外形、对称性、鼻孔通畅度、鼻部皮肤黏膜状况及完整性等方面进行评估。鼻子位于面部中线位,由于在宫内受压,新生儿出生后鼻子可能表现为畸形,但这种畸形应该会在出生后几天内自发纠正,否则要给予必要的干预。鼻部外观畸形及通气功能障碍往往提示解剖畸形或某些先天性综合征。通畅度可以通过手指交替按压一侧鼻孔,将鼻翼压在鼻中隔上来进行判断。鼻翼扇动表明新生儿呼吸费力,可能与疾病状态或活动状态有关。新生儿鼻黏膜应呈粉红色,略微湿润,分泌物稀薄,清亮,量少。

12. 口腔

评估口唇形状、颜色、口腔黏膜完整性等情况。应分别在新生儿休息和哭吵时进行评估,同时还要对觅食反射、吸吮反射、吞咽反射的频率和强度进行评估。新生儿口腔黏膜湿润,呈粉红色,由于其吸吮、吞咽功能尚不成熟,因此口腔内分泌物较多,甚至出现"流口水"的现象,注意排除食道闭锁。利用视诊和触诊对硬腭及软腭进行检查，以排除腭裂。在某些畸形综合征（如马凡综合征）中可以观察到高腭弓现象，此时通常伴有其他方面的畸形。舌头表面光滑，新生儿舌系带可能很短，如观察到其哭吵时舌尖呈 V 形，则说明舌头运动受限，可能影响到喂养，是否需要手术干预还需要进一步的评估。

13. 胸部

评估胸廓的形状、对称性、与头部的比例、乳头、乳晕的数量和位置。新生儿胸廓前后径与横径几乎相等，呈圆筒状。胸廓形状及运动是对称的。无论胎龄大小，新生儿期胸围均小于头围。新生儿由于胸廓顺应性较低，可观察到反常呼吸运动，尤其在睡眠时多见，即吸气时胸廓回缩，腹部膨出；呼气时胸廓扩张，腹部回缩。乳头乳晕是评估新生儿胎龄的一项重要依据，新生儿胚胎期受母体激素水平影响，生后这种影响不会立刻消失，可能出现乳房肿大和泌乳，可持续几个星期。

14. 腹部

视诊评估腹部形状、对称性、皮肤特征、脐带位置。正常新生儿腹部略膨隆，呈蛙状。刚出生时脐带为蓝白色，湿润，有光泽，随着日龄的增加，逐渐干燥，最后脱落形成肚脐。触诊评估腹壁张力、内脏位置和大小。触诊时下肢屈曲，让腹部肌肉放松。肝脏的边缘可在右锁骨中线肋下 1～2 cm 处触及，部分新生儿可在左肋缘触及脾脏。脾脏的大小与循环血量、胎龄、分娩方式等均有关。新生儿缺乏语言的表达,因此压痛及反跳痛较难区分,体检时发现其哭吵不易安抚时应考虑疼痛的存在。在安静状态下听诊,评估新生儿肠鸣音。听诊应在触诊前进行。相比足月儿,早产儿的肠鸣音较少。评估其肠鸣音的变化在临床上听诊比触诊更有用。

15. 肛门、外生殖器

评估肛门、外生殖器时新生儿应处于仰卧位。孕周会影响外生殖器外观成熟度,孕周的大小与外生殖器成熟度成正比。通过外生殖器很容易判断新生儿的性别。男性注意观察有无尿道裂。生理性包茎在新生儿中较为常见,但并不影响其正常排尿,多伴随年龄增长而逐渐恢复,只有少数需要手术干预。触诊腹股沟区及阴囊,并确定睾丸的存在,排除隐睾、鞘膜积液、疝气等情况。睾丸质韧,表面光滑,双侧大小相似。孕 27 周时睾丸开始下降,至孕 36 周时可降至阴囊内,新生儿由于早产,出生时睾丸下降尚未完成。女性早产儿大阴唇未完全覆盖小阴唇,分开阴唇可见阴蒂,若阴蒂颜色偏深或伴有与阴唇融合,应考虑先天性肾上腺增生症。阴道口有时可见白带样或血性分泌物,与受宫内获得的母体激素影响有关;臀位顺产新生儿常伴有外生殖器水肿,这与受宫内获得的母体激素影响也有一定关系,以上情况一般无须特殊处理。评估外生殖器时注意区分假两性畸形。评估肛门的位置、大小、通畅程度,通畅程度可以通过轻柔插入软橡胶导管来判断。胎粪的排出并不能说明肛门正常,胎粪也可能会通过肛周瘘管排出,注意鉴别。

16. 背部

评估背部时新生儿应该处于俯卧位,检查背部的弯曲度以及是否存在结构异常。视诊背部皮肤状况及与双侧肩胛骨之间的对称性。正常情况下背部皮肤完整,无膨隆、凹陷、毛发。自上而下触诊椎骨,了解脊柱的大小、活动程度、有无畸形。

17. 四肢和臀部

评估四肢对称性、屈曲度、运动范围、是否存在缺陷或骨折。两侧肢体长度相等,安静状态下处于屈曲位,无多指(趾)、并指(趾)、通贯掌等畸形,无足内翻、外翻等畸形,新生儿的指甲尚未覆盖甲床。臀部皮肤皱褶对称,同时通过触诊检查有无髋关节脱位。触诊或运动四肢时新生儿通常无哭吵、烦躁等痛苦的反应。

18. 神经系统

评估身体各部位的同时可评估新生儿活动的对称性、姿势、有无抽搐等异常活动,以及哭闹的程度、声调的高低、有无过度激惹等情况。检查肌力、肌张力和特殊神经反射,如觅食反射、吸吮反射、拥抱反射、握持反射、交叉腿反射等,以评估新生儿神经系统情况。

19. 产伤

通过仔细的体格检查,评估有无产伤,并及时给予对症处理。产伤指分娩过程中因机械因素对患儿造成的损伤,母亲肥胖、胎先露部位异常、分娩方式的选择(器械辅助经阴道分娩、剖宫产）、母亲体型较小、骨盆发育异常等均会增加产伤的风险。产伤可造成新生儿多种损伤，要注意有无异常体态的表现，比如头部肿胀、肢体不对称肿胀、肋骨突出、双侧肢体肌张力不一致等，评估有无软组织损伤、头颅损伤、骨骼损伤、神经损伤以及内脏损伤。

二、营养评估

根据营养评估量表评估，详见第三章的营养评估工具。

三、疼痛评估

根据疼痛评估量表评估，详见第三章的疼痛评估工具。

四、导管评估

对带有导管的新生儿进行评估，详见第二章的新生儿各类置管前后的评估和血管通路的选择和评估。

五、家庭评估

（一）家庭系统评估

家庭系统评估认为家庭是一个稳定的系统，家庭成员交互作用产生的有形或无形的规则构成了比较稳定的家庭结构。同时，家庭不是密闭的系统，而是一个开放的系统，要不断地与外界沟通交流，与家庭外系统发生交互作用。积极有效的家庭系统中的家庭成员有能力适应新的环境，能够从外界得到有效反馈，认识到家庭目前遇到

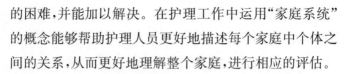

的困难,并能加以解决。在护理工作中运用"家庭系统"的概念能够帮助护理人员更好地描述每个家庭中个体之间的关系,从而更好地理解整个家庭,进行相应的评估。

(二)个体化的家庭系统评估

个体化的家庭系统评估是以家庭为中心的护理模式为基础,要求临床护理人员评估每个家庭及家庭内部各个成员的特定需要,也就是要求能够识别家庭成员生理、心理、情感和社会等需要。在临床实践中,护理人员在做评估时面对的是各不相同的家庭,应该在一般原则指导下根据具体的临床情境做出正确的判断。

(三)与父母沟通时的技巧

研究表明当新生儿住院,特别是需要在新生儿重症监护室接受治疗时,新生儿的父母往往会因缺乏社会支持、陪护受到一定限制等原因出现不同程度的焦虑、抑郁和压力等负性情绪表现,不仅危害自身身心健康,还会影响家庭和睦关系,甚至引发医患矛盾和冲突。因此,护士在与此类父母的沟通中需特别注意技巧的把握,沟通中控制好自己的情绪,注意沟通对象受教育的程度和接受度,避免直接肯定或否定父母的观点或给予暗示性语言,采取适当的沉默、倾听、观察并配合移情等方法,以获得父母的配合。对其父母以诚相待,把他们的隐私保护放在首位,充分理解父母的感受,避免敏感话题,适时引导鼓励其讲述早产儿疾病的过程,仔细分析以获得较为详细、准确和客观的资料。

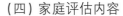

（四）家庭评估内容

1. 家庭成员组成及关系和角色

以家庭为中心的护理模式是目前新生儿护理的发展趋势，家庭成员在这当中扮演着重要的角色。家庭结构常见的类型为核心家庭和主干家庭。核心家庭成员组成仅为一代父母和子女，成员简单、易于沟通和相处；主干家庭由两代或两代以上的夫妻组成，成员多，很难达成共识。初为父母对各自角色的认同和适应、夫妻关系的和谐，将有助于亲子关系的建立。亲子依恋与适应的照顾，是新生儿生理、心理、情感健康和生存的关键，并会影响其将来作为人父（母）对下一代的延续。

2. 家庭成员心理

母亲与新生儿的早期分离可能对母子之前的依恋产生不利影响，母亲的抑郁心理会影响新生儿生长发育中的认知、情感和行为障碍。

3. 文化习俗、宗教、社会环境

在沟通中欣赏、尊重新生儿各自家庭中固有的文化，相互间交流的方式方法。文化的差异性会影响家庭成员对新生儿情感响应、疾病的看法、性别的偏好等，因此，需要对他们的语言、行为等进行评估，应用可用的资源进行沟通与照顾。

六、健康教育需求评估

健康教育作为整体护理的重要内容，具有不可忽略的作用。完善的健康教育不仅可以促进人们形成正确的行为和观念,提升新生儿家属对护理的依从性,还可以减轻家属的情绪压力,提供社会支持及改善护患间的关系。对新生儿的家属可通过对疾病的掌握情况进行动态评估,从而有针对性地进行健康教育,采取适宜有效的健康教育方式可以提高教育效果。健康教育后健康教育效果的评估也是提高其作用的一个重要组成部分。

当前我国新生儿重症监护病房(Neonatal intensive care center,NICU)多采用封闭式管理模式,NICU大多数情况是无父母陪伴的,为无陪护护理,护理人员与家属之间的直接沟通机会少,家属获取信息的渠道受限,使得家属易于陷入焦虑、抑郁、缺乏信任感的情绪状态。无陪护护理是指无须家属陪护,由专业护士为患儿提供连续性、多方位的全程优质服务。国内大量的研究资料显示,尝试应用多媒体和网络等先进技术辅助护患沟通和健康宣教,能够弥补传统面对面健康宣教的局限性,微信等网络技术应用的普及,为健康宣教提供了新的途径。为了提高对无陪护新生儿家属健康教育的效果,增进护患间的理解,最好建立NICU微信公众平台。入院时需要进行自我介绍、环境介绍、住院须知、病情介绍与指导、饮食指导如母乳宣教、探视和陪护制度、医生查房时间和病情询问制度、家属情绪的调节和稳定、风险告知、知情同意等方面的宣教,根据健康教育的内容选择相应的教育形式并记录。入院指导的相关内容需在入院当班内完成,其余健康教育根据新生儿实际情况实施。之后可以通过微信公众平台上的视频、图片、文字、语言等形式或者采用多媒体方式的健康教育进行相应的宣教,指导新生儿的家属配合相应的治疗及护理。对比传统的健康教育模式,利用微信系统进行健康宣教可以弥补语言交流的局限性和不确定性,让家属能够及时全面了解疾病的诊疗护理过程及患儿情况,有助于提高新生儿家属的满意度,从而构建和谐的医患关系。

七、出院计划

出院计划是一个多学科合作的过程,能够切实有效地保证新生儿从一个健康机构向另一机构或家庭顺利转移,其实施目的是对新生儿进行连续性护理服务。出院计划包括识别、评估、目标设定、计划、执行、合作、评估。NICU 医护人员及心理健康专家应在新生儿进入 NICU 时即筛查其父母压力、抑郁等情绪状况,在提供临床咨询服务的同时,对其个人家庭角色、经济状况、社会心理等方面的风险进行评估。出院计划方案内容包括入院时将出院计划实施的目的及方法告知新生儿的家属,使其理解并积极主动配合。在有效评估的基础上,新生儿的父母与 NICU 医疗团队共同制订切实可行的出院计划,包括住院期间及出院后如何保证有效的护理、父母如何参与新生儿的照护及获取有效社会心理支持的途径、个性化护理的指导及检查、由 NICU 向家庭或社区等其他护理机构转介的服务等内容。同时,可以根据入院评估结果制订相应的出院计划,并在出院前再次评估以进行适当的调整,详见第一节新生儿出院前评估。

第二节　各类置管前后的评估

新生儿置管评估包括气管插管、胃管、导尿管、胸腔闭式引流管、侧脑室引流管的评估。

一、气管插管

气管插管是一种有创操作,常用的经鼻和经口两种插管方式各有利弊,新生儿科护士要熟练掌握两种方式的气管插管护理流程。针对不同新生儿选择合适的气管插管评估,不仅可以提高新生儿抢救成功率,还可以避免一些不必要的并发症。

二、胃管

（一）置管前评估

1. 导管的型号

临床一般有 F5、F6、F8 的胃管,超低出生体重儿一般选用 F5 的胃管,其余新生儿选择 F6 的胃管,需要胃肠减压者选择 F8 的胃管。

2. 置管的用途和置管方式

喂养困难和外科手术的新生儿需要留置胃管,用于肠内营养和观察胃内引流量的情况。鼻胃管较口胃管容易固定,对于喂养困难需要经口喂养锻炼的新生儿,排除呼吸困难,临床主张选择经鼻留置胃管,有利于锻炼其吸吮和吞咽功能。经口留置胃管对于新生儿的味觉嗅觉都会产生不良的体验,影响之后的喂养。

3. 新生儿情况的评估

置管前需要评估新生儿生命体征是否平稳,新生儿的腹部体征和症状有无异常,鼻部或口周皮肤有无破损的情况,经鼻留置胃管前需要检查鼻腔有无分泌物并清理鼻腔。

(二) 置管后评估

1. 导管的固定

采用传统的经口置胃管固定方法,胃管两侧的胶布被胃管支起,与皮肤之间有空隙,降低了固定的牢固性。

同时因新生儿口腔分泌物多,难以固定,经常使胃管滑出和脱落,且胶布污染潮湿后需频繁更换。为避免上述问题,可采用透明敷贴联合防水胶布固定胃管于上唇中部(图 2-1),临床使用效果好。新生儿皮肤薄嫩,角质层薄、敏感,使用普通胶布固

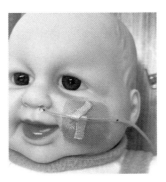

图 2-1　胃管固定

定不牢,且反复固定胶布粘贴过多可致皮肤发红、皮疹,甚至皮肤损伤或皮肤感染。

2. 导管的定位

新生儿需要正确的胃管插入深度,验证方法包括基于体重的公式以及测量法,结合测量或基于体重的公式可以提高测量长度的准确性。用尺测量胃管插入长度为:经口插入为鼻尖→耳垂→剑突或者发际→鼻尖→剑突;经鼻插入在上述测量的结果上增加 1 cm。基于体重公式的插入长度为(体重×3+12)cm,在临床应用中发现有基于体重公式的胃管插入长度偏深的情况,还需要进一步验证。最后,准确的胃管位置,最重要的验证是在放置后立即拍摄 X 光片确定胃管末端位置。此外,胃蛋白酶、胰蛋白酶和胆红素的检测可能是确定胃管定位的有前景的技术。

3. 置管期间的观察和评估

(1) 评估导管固定情况

观察固定是否牢固、敷贴是否完整,留置的深度是否正确,通过评估外管刻度判断胃管有无滑出。

(2) 每次鼻饲前均需证实胃管在胃内

证实胃管在胃内的方法:① 抽取胃液;② 用空针将少许空气打入胃管中,听诊有无气过水声。

(3) 评估管道有无堵塞

如果堵管可以使用空针抽吸胃管,抽吸不畅时可以使用少量生理盐水冲管。

(4) 评估胃管是否需要开放

新生儿有氧疗通气方式时(如 CPAP 辅助通气)应

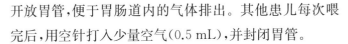

开放胃管,便于胃肠道内的气体排出。其他患儿每次喂完后,用空针打入少量空气(0.5 mL),并封闭胃管。

(5) 评估患儿的腹部体征和胃液性状

观察腹部有无膨隆、腹胀、肠型等现象,观察胃液的性质、颜色、量,一旦出现异常现象,及时抽取胃内容物,测量腹围,听诊肠鸣音,必要时拍摄腹部 X 线片。

4. 拔管的评估

若新生儿无辅助通气,孕周大于 32 周,生命体征平稳情况,可以考虑锻炼先口服再鼻饲,若奶量能自行口服完成,SpO$_2$ 没有波动的情况下可考虑拔除胃管。能够经口喂养的新生儿,外科手术后肠蠕动恢复正常,引流胃液量逐日减少且颜色清亮,可考虑拔除胃管。拔除胃管后需要评估新生儿喂养能否全部经口完成,喂奶后有无呕吐或腹胀的情况,是否需要再次置管。

三、留置尿管

新生儿膀胱容量约为成人的 1/10,空虚时呈梭形,尿量个体差异较大。膀胱位置较高,大部分位于腹腔,尿道内口位于耻骨上缘平面,女婴尿道长,且外口暴露接近肛门,男婴尿道常伴有包茎。

(一) 置管前评估

1. 导管的类型

导尿管分有气囊和无气囊两种,有气囊和无气囊的导尿管型号均分 5Fr 和 6Fr 两种。为了避免尿道黏膜的损伤,超低出生体重儿一般选用 5Fr 的无气囊的导尿管,尿道口小的新生儿也选用 5Fr 的无气囊的导尿管,其余新生儿一般选择 6Fr 的无气囊的导尿管,需要长时间留置尿管或使用无气囊的导尿管漏尿严重的患儿选择有气囊的导尿管。

2. 置管的用途和置管方式

新生儿尤其是早产儿,是一群特殊人群,其泌尿器官尚未发育成熟,尿潴留的现象在临床上比较常见,尤其是手术后,因此新生儿手术前常规会留置尿管。若尿潴留经热敷、按摩膀胱等方法处理后仍不能缓解,需要对新生儿进行导尿。导尿术对导尿管及操作均有较高要求。导尿操作要求熟练,预防发生尿管嵌顿。选择材质柔软且型号合适的导尿管为新生儿导尿,结合其特点,可以提高导尿成功率,减少漏尿、扭曲、脱落的发生。当新生儿烦躁不安时,加之尿道刺激疼痛、括约肌痉挛,会影响插管的判断,当导尿术中尿管插入阻力增大时即应停止操作,行尿道黏膜麻醉可能利于尿管的插入。

3. 新生儿情况的评估

置管前需要评估新生儿生命体征是否平稳,尿道口或会阴周围皮肤有无破损。插管前需要先清理消毒尿道口或会阴周围皮肤,防止感染的发生。

(二) 置管后评估

1. 导管的固定和定位

用宽棉柔肤胶带将导尿管双道固定于新生儿大腿内

侧,一般选用高举平台法,预留足够的长度(图2-2)。如果使用无气囊的导尿管还需要用透明敷料将导尿管头端固定于新生儿外阴处,以免导管滑脱。置管后观察有无尿液正常排出,需要拍片确定尿管在尿道内的正确位置,以避免置管过深引起内脏的损伤。

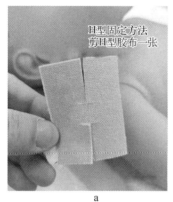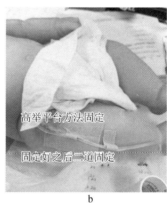

图2-2　导尿管固定(a~b)

2. 置管期间的观察和评估

(1)评估引流是否通畅:经常观察及检查尿管引流情况及导尿管插入深度,防止其扭曲、受压、脱落。

(2)评估尿液的颜色是否正常:注意观察尿液的颜色或有无沉渣,准确记录尿量,为治疗提供可靠依据。如果出现血尿要引起重视,判断脏器有无出血的现象。

(3)评估尿道口有无异常:必须保持外阴清洁。为防止尿道口受粪便污染,应每天清洗外阴,及时更换尿布,做好会阴和臀部皮肤护理。

（4）评估有无感染：观察患儿下腹部体征，避免由于尿潴留增加发生感染的机会。需要及时更换尿液引流袋。随着置管时间的延长，尿路感染发生率增加，留置时间与尿路感染发生率呈正相关，因此新生儿不建议长期留置导尿管。

3. 拔管的评估

新生儿病情稳定不再需要留置尿管时应尽早拔除尿管，以减少尿路感染的发生率。拔管时也要严格无菌操作，动作尽量轻柔，避免损伤尿道内膜。外科手术的新生儿在术后 24～48 小时内如果没有尿潴留的发生，应该尽早拔管。拔管后首次排尿要评估尿量是否正常，有无尿潴留的情况。

四、胸腔闭式引流管

（一）置管前评估

1. 导管的类型

用于排液的胸腔引流管宜选用质地较硬、不易折叠、不易堵塞的管道。用于排气的胸腔引流管，则选择质地较软、直径不大的管道。临床一般有 6Fr、8Fr、10Fr 的胸腔引流管，根据引流需要及新生儿的体重选择相应合适的管道。

2. 置管的用途和置管方式

置管作为一种治疗手段广泛地应用于血胸、气胸、脓胸的引流及开胸术后，对于疾病的治疗起着十分重要的作用,能够解决胸腔内积液和积气,维持胸膜腔内负压,促使肺膨胀并使其处于良好的气体交换状态。临床应用水封瓶负压吸引引流,因能加大胸内负压,适用于大部分新生儿病例,可排出胸内积气、积液、积血及脓液。

3. 新生儿情况的评估

置管前需要评估新生儿生命体征是否平稳、前胸皮肤有无破损,插管前需要先消毒前胸皮肤,防止感染的发生。评估新生儿的疼痛情况,置管前根据疼痛情况可以使用利多卡因皮下注射进行局部麻醉,必要时应给予束缚或用纱布包好新生儿的手脚以避免损伤。

(二)置管后评估

1. 导管的固定

在保证无菌操作的前提下,正确连接引流管和引流瓶。按提示注入灭菌用水,短管连接两侧连接孔。长管一端连接于引流孔,另一端通过连接管与患儿的引流管相连。引流管的长度以 100～110 cm 为宜,太短易引流重量不足且影响新生儿活动,过长则易扭曲且增加死腔影响引流。引流瓶内液面低于引流口 60～90 cm,以防瓶内液体逆流入胸腔引起感染。连接负压前,先开通低负压电源,夹住负压连接管调节负压,开放后再次夹闭负压连接管,检查负压无误后连接引流瓶。负压大小应适当,过小达不到引流的目的,过大易引起肺不张。胸腔闭式引流管固定时,置管部位缝线后使用纱布或者敷料包扎,而导管使用防水胶布双道固定在新生儿前胸部位(图 2-3)。

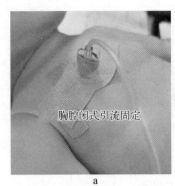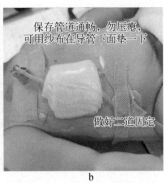

胸腔闭式引流固定

保存管道通畅，勿压疮，可用纱布在导管下面垫一下

做好二道固定

a   b

图 2 - 3　胸腔闭式引流管固定(a～b)

2. 导管的定位

根据病情明确引流口的位置。胸腔闭式引流管的置入可依据体征和胸部 X 线片检查结果确定。积气多向上聚集，穿刺点一般在胸前第 2 肋间锁骨中线上或腋前线第 4 肋间下一肋的上缘；积液处于低位，穿刺点一般在腋前线第 4、第 5、第 6 肋间。

3. 置管期间的观察和评估

新生儿术后从手术室转运到 NICU 时是比较危险的。转运途中为了避免气体进入胸腔，转运前应请麻醉师适当张肺，然后夹管，这时离开呼吸机改为皮囊加压给氧。转运途中确保有效给氧的同时，要保证胸腔引流管的密闭、纵隔引流管的通畅。转入监护室后应快速接好呼吸机，同时引流管接负压吸引。

（1）观察引流是否通畅

接负压后引流瓶的水封管内液面应在瓶内液面下

3～4 cm。

（2）观察引流液的颜色、量、性质

一旦出现引流出血性液体且大于 10 mL/（kg·h），要考虑胸腔内有无出血，并且要立即处理。

（3）评估气体有无正常引流

需观察引流瓶内气泡逸出的程度，判断有无堵管。

（4）评估周围伤口情况

观察伤口周围皮肤有无红肿、化脓，判断有无伤口感染的现象。观察有无捻发音或捻发感，判断有无漏气的现象。

（5）评估患儿的呼吸状况

观察患儿有无呼吸急促或反常呼吸，判断有无正常引流气体或液体。

（6）导管的更换

如果发现没有引流出气体或者液体，胸部拍片查看胸腔内情况和引流管的位置。一旦发生导管堵塞或者移位，应及时重新置管，更换胸腔引流管。

4. 拔管前的评估

（1）胸片

胸片示肺复张良好，无明显胸腔积液、积气。

（2）听诊

双肺呼吸对称，双肺呼吸音清晰。

（3）引流量、颜色

术后 48～72 小时，引流量明显减少且颜色变淡，引流液逐渐转为淡红色或淡黄色液体,引流量在 50 mL/24 h 以下,脓液小于 10 mL/24 h。

(4)水柱液面

引流瓶内无气体逸出,水柱波动小或固定不动。

(5)新生儿的状态

新生儿无呼吸困难,脉搏有力,心率正常,血压稳定。

(6)感染

术中污染严重者,胸腔引流时间可延长,直至肺复张良好,引流液量少而清澈,无发热等感染征象。

(7)气胸

气胸的新生儿引流侧肺完全复张,呼吸音变清晰,夹管 24 小时以上无气急。

(8)夹管

拔管前要先夹管 24~48 小时,观察夹管期间患儿有无发热或呼吸急促的现象。

5. 拔管后的评估

拔管后 24 小时内应注意新生儿的呼吸情况及局部引流口的情况。拔管后要立即听诊双肺呼吸音是否对称,有无胸闷、呼吸困难、面色发绀、切口漏气、漏液、出血、皮下积气等症状。保持引流口清洁干燥,注意观察引流口有无分泌物或红肿等。

五、侧脑室引流管

新生儿脑积水是因脑脊液循环不畅通,部分或完全梗阻,使脑脊液在大脑内过度积聚形成。产生脑积水的主要原因多见于颅内出血、中枢神经系统感染及先天畸形所致,亦有部分由颅内肿瘤造成,但在新生儿期比较少见。

(一)置管前评估

1. 置管的用途和置管方式

为了降低颅内压,需要腰椎穿刺放脑脊液(每次10～15 mL/kg)、脑室穿刺、脑室外引流等。脑室外引流是指经颅骨钻孔穿刺侧脑室,放置引流管将脑脊液引流出体外的医疗措施。出现颅内感染、分流管堵塞时,可通过放置脑室外引流管将脑脊液引流至体外。

2. 新生儿情况的评估

置管前需要评估新生儿生命体征是否平稳、头部皮肤有无破损的情况,头部需要备皮预防术中感染。评估新生儿的疼痛情况,合理使用药物镇静镇痛。评估其有无先天性脑结构发育畸形、颅内肿瘤、颅内出血、中枢感染等高危因素。评估其头围、神经系统症状、有无颅内压增高表现。

3. 术前配合

了解新生儿相关检查结果,完善术前各项常规化验、检查和备血,同时给予留置尿管、留置胃管,保持呼吸机管道的通畅,保证手术的顺利进行。

(二)置管后评估

1. 导管的固定

头部伤口缝线固定纱布包扎后头部使用网帽固定,

引流管双道固定在新生儿床单位上。

2. 导管的定位

置管后头部拍片或头颅 CT 确定导管的具体位置。引流管滴定管需高出脑室 10～15 cm，即外耳道水平。

3. 置管期间的观察和评估

（1）评估有无感染

执行无菌操作原则，注意保持整个装置无菌及密闭，这是预防引流感染的关键。观察引流液情况，如出现浑浊、呈毛玻璃状或有絮状物提示颅内感染。监测体温及血常规，如发现伤口有红、肿、压痛等感染征象及时告知医生，同时遵医嘱使用抗生素控制感染。

（2）评估是否安全

做好安全护理，操作时动作要轻柔，防止引流管脱出，引流管应妥善固定，禁止过度牵拉。

（3）评估通畅度

保持引流管通畅，随时观察引流管内水柱波动情况，防止管道受压、弯曲、脱离及堵塞。观察有无意识障碍、反应迟钝、呕吐、囟门膨隆，头围继续增大，有无颅内压增高表现。观察切口及皮下隧道有无积液。通过按压分流泵来判断分流管是否堵塞：若按下分流泵可弹起，前囟张力不高，说明引流通畅；如按压时感觉阻力增加，难以按下或按下难以回复则提示引流管堵塞。可行头颅 CT 检查以确诊是否存在分流管堵塞，严重者应手术拔除分流管。

（4）评估引流量和引流液颜色

观察脑脊液的颜色、性状和量，新生儿正常脑脊液为水样黄色透明液体，若引流液变为血性或浑浊脑脊液，或是引流量突然增大，则应立即报告医生处理，及时记录。严格控制引流速度及引流量，若引流过快，容易出现低颅压性头痛、恶心、呕吐、嗜睡、囟门凹陷等表现，原有神经症状会加重，此时应抬高或暂时夹闭引流管。

（5）评估有无出血

密切观察病情变化，新生儿的术后出血一般发生在24小时内，应密切观察其神志、瞳孔及是否有颅内压增高的症状，及时观察及记录心率、呼吸、血压和血氧饱和度的变化，每天按时测量头围，监测脑室大小有无变化。

4. 拔管的评估

新生儿引流管放置时间通常为5～7天，术后第8天通过行头颅B超显示右侧侧脑室及环境的情况来判断是否可以拔管。

第三节 血管通路的选择和评估

新生儿的抢救与治疗都需要选择有效且安全的血管通路，而新生儿血管通路的选择有多种，选择的种类取决于患儿的日龄、体重、病情轻重和所需治疗时间的长短等。血管通路装置的选择也很广泛，每种设备都有其优点和特殊的临床使用原理,这些选项必须事先考虑。确保新生儿的血管通路安全带来重大的技术和临床挑战,它们的评估和护理需求往往因其病情变化而变得复杂化。

NICU 患者群体主要由早产儿(出生<37 孕周)和患病新生儿构成,对于液体、电解质、营养的优化管理可以促进患儿更好地生长发育和预后改善,因此提供安全、可靠和不间断的血管通路是新生儿重症监护者的重要关注点。静脉通路对新生儿的治疗至关重要,尤其是对于提供肠外营养和药物治疗,因此,安全的静脉通路在他们的管理中是至关重要的。血管通路的评估包括外周静脉通路的评估和中心导管的评估。通过中心静脉导管接受营养的新生儿与具有多个外周静脉通路点的新生儿相比,体重明显增加,感染率较低,住院时间明显缩短。

当管理循环系统通路时,护士应考虑新生儿个体神经发育需求和确保敏感的伦理道德行为,例如处理疼痛、感染等风险。新生儿专科护士参与外周和中心血管通路置管前需要熟悉正常的解剖结构和生理发展,意识到常见的危害,以及这些危害如何发生,如何通过评估预防性干预避免它们发生。为了尽量减少这些风险,最重要的是进行各方面的现场评估,还有预备性皮肤清洁和置管技术、稳定的持续护理和拔管方面的考虑。

一、脐动脉置管(UAC)和脐静脉置管(UVC)的评估

在出生后的早期,新生儿有条血管通路:脐动脉和

脐静脉。在胎儿期,两个动脉和单个中心静脉在胎儿和胎盘之间形成了一个连接,提供营养和气体交换。出生后,这些血管是多余的,经历了一系列生理驱动的不可逆的退行性改变后,解剖学功能关闭。

脐血管导管术是帮助新生儿维持循环稳定的长期技术,通常用于补液和药物给药、血液采样、直接监测生命体征,偶尔用于治疗性心脏介入。

脐动脉先向下走形,连接到髂内动脉,然后进入髂总动脉,之后进入腹主动脉(也可以称为主动脉腹部,也可以称为降主动脉),再之后进入胸主动脉(也可以称为主动脉胸部,也是降主动脉)。脐静脉向肝脏走形,在肝脏底部,一部分经过门窦(肝内),进入肝脏和门静脉的血液汇合,一部分经过静脉导管(肝外)进入下腔静脉。

(一) 新生儿个体评估

(1)评估新生儿出生时和置管时的胎龄和日龄。

(2)评估新生儿出生时和置管时的体重和体型。

(3)评估新生儿疾病状态和现有病理状态。

(4)评估新生儿皮肤状况和成熟度。

(5)评估新生儿血管通路情况或血管损伤的病史,评估血管的可见性和可达性是血管的选择限制,选择易于稳定后植入保留的血管。

(6)评估新生儿是否能够承受中心静脉置管操作。

(7)评估新生儿有无脐导管置管的禁忌证。

① 脐静脉置管的禁忌证包括脐膨出、脐炎、脐带畸

形、腹膜炎、坏死性小肠结肠炎;② 脐动脉置管的禁忌证包括脐膨出、脐炎、脐带畸形、腹膜炎、坏死性小肠结肠炎,肾脏、臀部、下肢血管损伤。

(二) 输液装置的选择和评估

(1) 以置管的预期目标和新生儿群体的适宜性来选择输液装置,评估其适用性。

(2) 评估脐导管预期的保留时间。

(3) 评估选择的输液装置与预期使用的输液药物的兼容性。

(4) 评估输液装置的设计和制造,判断使用期间的安全性,包括装置管腔直径的大小、产品的质量、材料的选择(钢、塑料、硅树脂、聚氨酯或特氟龙)、安全许可和批准要求等。

(三) 脐导管的选择和评估

体重小于 1.5 kg 的新生儿,用 3.5Fr(1.1 mm)的脐导管,如果有 2.5Fr 的脐导管,可用于体重小于 1.0 kg 超低出生体重儿。推荐使用单腔导管、顶端开口的导管,不建议侧面开口的导管(凝血的可能性大)。

(四) 脐导管的长度和定位

1. 脐导管正确位置

脐动脉导管高位为 T6～T9 的位置,脐动脉导管低位为 L3～L4 椎体的位置。以上 2 个位置都要避开一个危险区域,即腹主动脉的分支:肾动脉、肠系膜上下动脉。高位相比于低位,不会增加高血压、坏死性小肠结肠炎、颅内出血、血尿等并发症的发病率,长期使用时四肢苍白或青紫率低、再次插管和换管率低;低位则与血管痉挛相关。最新的系统综述推荐只用高位,除非有高位的禁忌证。脐静脉导管位置在膈肌之上 $0.5\sim1.0$ cm,这个位置很好地避开了容易发生痉挛的腹腔干开始部位(T12)、肾动脉(L1)、肠系膜上动脉(T12~L1)。不同位置的脐导管插管会引起一系列的并发症,因此注意插管位置的准确性非常重要。插管位置过深,由于导管摆动和刺激会引起心律失常、心内血栓、心包积液、胸腔积液、心肌炎等;插管位置过浅,会影响胃、肠腔、肾脏、肝脏等脏器的血流,从而出现肠道缺血、肝脏缺血、肾脏或肠系膜动脉栓塞等情况。

2. 脐导管置管的计算长度公式

脐动脉计算长度公式:

(1) 高位插管长度(cm)＝体重(kg)×4＋7 cm(Wright 公式)。

(2) 高位插管长度(cm)＝体重(kg)×3＋9 cm(Shukla 公式)。

(3) 低位插管长度(cm)＝体重(kg)＋7 cm。

脐静脉计算长度公式:

插管长度(cm)＝1/2(3×体重＋9 cm)＋1 cm。

计算出的长度还应加上脐带根部的长度。计算长度只是估计长度,插管后还需要 X 线摄片精确定位插管末端位置。可以选择 X 线正、侧位片拍摄,或床边超声等方法定位导管末端位置。

3. X线摄片确定导管末端位置

通过X线摄片确定准确的脐导管末端位置,最重要的验证时机是在放置后立即X线摄片正侧位。脐动脉导管末端应该处于T6～T9或L3～L4。脐静脉导管应该处于下腔静脉,就是右心房之下,膈肌之上一点(0.5～1.0 cm),可见管顶端在膈肌和肝脏稍上。拍摄片后正确看位置非常重要。如果管端在膈肌之上,心脏的下1/2部分,位置肯定是正确的。如果片子拍摄出的肋间隙清楚,就从上向下数胸椎,如果不清楚,就先找到最下面的一根浮肋连接的椎骨T12。有时T11和T12也不好分,那么就需要从上向下数胸椎。

4. 超声确定导管末端位置

可以使用心动周期的P波改变定位和超声引导下置管,帮助和确认经外周静脉穿刺中心静脉置管和脐导管置管放置的准确位置,这是一项新技术,已经在临床实践中开始发挥作用。有人认为这些技术可以确保导管正确放置,并减少新生儿暴露于电离辐射,但尚未在新生儿中充分评估,仍需进一步的临床大数据的验证。

(五) 脐导管的固定

1. 脐导管的固定步骤

第一步是荷包缝合,缝好后打结;第二步是绕线固定脐导管;最后一步是使用胶布进行桥接固定。

2. 桥接固定的操作步骤

第一步是脐部两边贴上人工皮保护新生儿皮肤;第

二步是用双层宽胶布在脐部两边的人工皮上搭桥；第三步是用宽胶布在距离脐带根部 1 cm 处搭横梁；第四步是将脐导管粘贴于横梁中间加以固定；第五步是宽胶布在脐导管反面对齐粘贴；第六步是将脐导管两边宽胶布粘贴牢固；最后一步是用手牵拉一下横梁，查看脐导管是否有移动(图 2-4)。

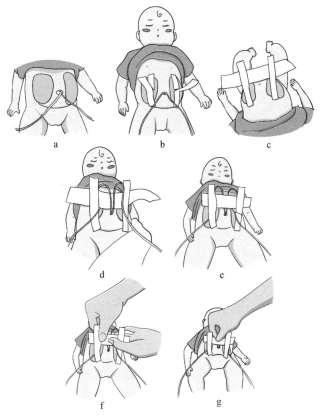

图 2-4 桥接固定的操作步骤(a~g)

（六）脐动静脉置管时的风险评估

1. 评估脐动脉有无收缩

脐动脉生后数秒会收缩，几分钟会闭合，出生后3～4天内可以通过扩张来使用。出生后第一天容易插入，之后如果还想插入，需要提前1小时使用生理盐水纱布包裹脐带残端。

2. 评估脐动脉和脐静脉血管的准确性

避免不正确的血管识别，例如动脉置管置入静脉。

3. 评估放置导管尖端有无偏离预期路径

4. 评估有无血管穿孔进入体腔导致外渗

5. 评估插入过程或无意中断开有无造成失血过多

6. 评估皮肤准备是否到位

选择安尔碘皮肤消毒液（新生儿不推荐使用葡萄糖氯己定消毒液）消毒脐部周围皮肤，评估有无皮肤创伤。

（七）脐动静脉置管留置期间的评估

1. 评估有无正确进行手卫生

置管期间更换补液和药物前实施手卫生，正确应用个人保护装置。

2. 评估有无定期更换输液装置

每24小时更换一次输液装置，每72小时更换一次无针输液接头，每24～72小时更换过滤装置，遵循正确的接口消毒方法，严格执行无菌操作。

3. 评估脐部情况

每日保持脐部干洁，做好脐部的消毒。注意观察脐

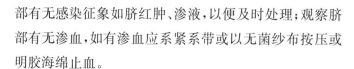

部有无感染征象如脐红肿、渗液,以便及时处理;观察脐部有无渗血,如有渗血应系紧系带或以无菌纱布按压或明胶海绵止血。

4. 评估脐部周围皮肤情况

每班轻轻触摸腹部皮肤,评估血管有无渗出的迹象。每班观察脐部周围皮肤有无静脉炎及其他并发症的迹象。

5. 评估下肢循环情况

每班密切观察双下肢及臀部的肤温、色泽以及动脉搏动。

6. 评估腹部情况

观察腹部体征如有无腹胀、腹壁静脉充盈、脐周红肿等,早期识别NEC临床症状,若发现异常情况需要及时拔管。

7. 评估有无栓塞

每班密切观察管道内有无空气或凝血块,输液装置24小时保持通畅持续滴注,防止发生空气栓塞及血栓栓塞。

8. 评估固定的有效性

每班监测置管部位固定的牢固性和管道有无滑出,有无移位的现象。评估脐静脉有无异位,有无造成肝坏死。

9. 评估是否能拔管

每日评估置管的需要,尽早拔管。

10. 评估血管情况

评估输注的溶液有无造成血管损伤,血管损害有无引起器官灌注不足或局部缺血。

11. 其他

评估脐静脉导管有无引起肠道缺血或坏死,有无门静脉高压症或血栓形成。

(八)脐动静脉置管拔管的评估

1. 评估新生儿脐动静脉置管的留置时间

美国儿科学会推荐,脐动脉导管留置时间最好不要超过 5 天,最长不超 17 天。脐静脉导管留置时间最好不要超过 7 天,最长不超过 14 天。

2. 评估新生儿脐动静脉置管的拔管必要性和拔管的原因

脐动静脉置管应该尽早拔除,因为长时间使用会导致细菌定植和感染。如果认为有感染的迹象,应立即拔除导管。

3. 评估拔管过程的准确性

拔管流程要注意无菌概念,采用指压法进行止血直到血止住,应用无菌敷贴覆盖穿刺点,做好导管末端的培养。

4. 其他

评估有无记录拔管的过程、随访评估,做好家属的健康教育。

二、外周静脉的评估

新生儿外周静脉的建立关键在于选择合适的外周静脉并进行程序化操作。外周静脉通路优先选择手背的静脉,而较粗的静脉例如大隐静脉和肘窝的粗浅静脉,如有需要,通常被保留用于 PICC 置管。新生儿头皮静脉虽然易于穿刺，但其稳定性和体位更换易引发问题，因此这些血管较少选择。在置管前、置管时及置管后都需要相应的评估与核查。

（一）置管前评估

（1）回顾新生儿的病史，选择合适的血管通路。

（2）评估并正确地选择置管部位。

（3）评估并选择正确的外周静脉导管类型以及型号。

（4）评估置管的难易程度，对于难穿刺的血管需要考虑使用可视化技术来辅助穿刺。

（二）置管时的评估

（1）评估置管前有无实施手卫生。

（2）评估有无正确实施个人防护，戴清洁的手套。

（3）评估置管过程有无严格无菌技术。

（4）评估置管时有无正确应用个人保护装置。

（5）评估皮肤消毒方法是否应用正确，并充分待干，能否达到消毒效果。

（6）评估新生儿置管时的疼痛，考虑应用非药物或药物措施进行疼痛管理。

（7）评估血管的通畅性，通过穿刺回血来判断有无正确置入和血管的通畅性。

（8）评估采用的导管固定方法是否正确，能否起到良好的固定。

（9）评估导管部位应用固定的敷料是否适宜，是否有助于观察置管期间穿刺点和周围皮肤的情况。

（10）评估是否根据输液操作标准记录置管情况，是否做好父母的健康教育。

(三) 置管后的评估和监测

（1）评估有无正确实施手卫生。

（2）评估有无正确实施个人防护，戴清洁的手套。

（3）每日评估患儿对于短期外周静脉的需要。

（4）每班轻轻触摸评估血管有无渗出、静脉炎及其他并发症的迹象。

（5）每班评估并监测置管部位敷料的完整性。

（6）每班评估并观察置管部位周围的皮肤。

（7）评估敷贴更换的必要性，敷贴卷边浮起、有渗血渗液情况时进行敷贴的更换。

(四) 导管的移除评估

（1）评估导管移除的必要性，尽早进行导管的移除。

（2）评估有无正确实施手卫生。

（3）评估有无正确实施个人防护，戴清洁的手套。

（4）评估拔管时有无正确止血，采用指压法进行止血直到血止住，再应用敷贴或棉球覆盖穿刺点。

（5）评估有无记录去除的过程、随访评估、家属的健康教育。

三、经外周静脉穿刺中心静脉置管(PICC)的评估

各种中心静脉置管均可用于较长时间的静脉内治疗（超过5~7天），或者用于发泡剂溶液的给药，如肠胃外营

养。脐静脉置管和经外周静脉穿刺中心静脉置管是最常用的新生儿中心静脉置管通路,主要用于超过1个月的长期通路或永久性中心静脉通路的新生儿,这是由于新生儿体重较小导致置管困难。在新生儿中很少使用直接插入骨髓的骨内针提供骨内通路,这是在复苏等紧急情况下使用的一种极端的技术,新生儿病情危重、紧急情况下仍首选脐静脉置管。

经外周静脉穿刺中心静脉置管(PICC)是外周静脉和脐静脉通路的辅助手段,新生儿通常使用的 PICC 置管技术是通过一个中空的外周置入鞘,将穿刺鞘穿入血管内腔,操作时保持穿刺鞘在合适的位置,再将导管插入到所需位置后通过分开和剥离穿刺鞘,从而留下导管在血管内。这种床旁操作包括在最大无菌技术下将柔软的不透射线的导管插入外周静脉,然后通过血管组织进入中心血管。导管移位可能发生严重后果,包括胸膜和心脏积液或心包填塞,因此置管后应检查导管定位并定期复查,以减少导管移位造成损伤的可能性。导管尖端的位置,理想情况下上肢 PICC 在上腔静脉靠近右心房,下肢 PICC 在下腔静脉靠近右心房,通过 X 光摄片或超声可以证实导管定位的准确性。

第四节　医源性皮肤损伤的评估

在医疗工作中,由于医护人员操作不当或仪器使用不当造成的与原发疾病无关的皮肤损伤称为医源性皮肤损伤。受损的皮肤增加发生感染的风险,而成熟的皮肤屏障能最大限度地减少液体和电解质的流失,防止感染的发生及有毒物质的吸收,并支持体温调节维持正常体温。妊娠 24 周后,胎儿皮肤呈现红色、皱纹、发亮和透明的状态,角质层只有一或两层,皮肤弹性纤维稀疏,真皮和表皮的连接较弱,半桥粒和固着性原纤维很少。这些因素均会导致新生儿的皮肤生理异常,包括表皮水分流失增加、微生物的入侵以及潜在毒素的吸收,一旦皮肤损伤,易发生感染和败血症,轻则导致永久性瘢痕和功能异常,重则导致死亡。国内和国外新生儿医源性皮肤损伤的发生率分别为 15.1% 和 16.5%。有研究报告,其中胎龄<30 周或出生体重<1 500 g 的新生儿发生鼻部破损的风险最高,发生率为 20%~100%。因此,对新生儿医源性皮肤损伤采取合适的预见性护理评估,可为新生儿科护士提供直接参考的预防方法,做到预见性护理,同时可根据新生儿的出生体重、疾病严重程度进行针对性的护理,保证新生儿皮肤的完整性。

一、医源性皮肤损伤的评估时机

新生儿从入院开始直至出院都需要进行医源性皮肤损伤的评估,至少每天或每班评估一次有无医源性皮肤损伤,评估出的高风险新生儿必须每班评估一次皮肤情况,如果发生病情恶化或手术等情况应再次评估。要从头到脚全面评估皮肤,评估的基本要求是识别常见的、短暂的良性皮肤状况(粟疹、红斑等),评估有无医疗导管或器械因素导致的皮肤损伤。评估出有风险的新生儿要加以监控和进行针对性的预防处理。新生儿一般每天评估1次,评估出低风险/中风险/高风险均需要每班评估1次。对低风险/中风险/高风险的新生儿,护士长每周一、周三、周五要加以监控,高风险新生儿需要同时进行压力性损伤和或高危情况上报,由护理部实施三级监控。医源性皮肤损伤愈合且评估危险等级为低风险即可停止监控,但仍需每天评估。

二、医源性皮肤损伤的评估工具

新生儿的皮肤状况的评估有 5 个常见评估工具:① 新生儿皮肤风险评估量表(NSRAS);② 新生儿皮肤状况评分表(NSCS);③ 新生儿/婴儿 Braden－Q 量表;④ 新生儿皮肤组织活力风险评估工具;⑤ MARSI 风险评估量表。新生儿科医源性皮肤损伤的评估要点和预见性护理的专家共识工作组推荐新生儿使用新生儿Braden－Q 量表作为皮肤风险的评估工具(评估量表详见医源性皮肤损伤管理书中的评估工具)。

三、医源性皮肤损伤的危险因素评估

新生儿医源性皮肤损伤的危险因素很多,包括以下内容:早产儿;皮肤环境;水肿;脱水;使用升压药;临床使用各种治疗所需的导管及其装置(鼻胃管或口胃管、血管通路及其装置、无创正压通气、高频通气);手术伤口或胃肠造口;医院感染;血氧饱和度探头;心电监护心导联线,长程脑电图监测;去除黏性物质;局部温度高(如经皮检测 CO_2 的探头温度、氧饱和度探头、辐射);皮肤摩擦(皮肤与织物或暖箱、光疗箱的有机玻璃之间的摩擦);尿布接触;长时间体位固定等。我们需要根据新生儿的危险因素评估出新生儿医源性皮肤损伤发生的风险等级。

四、医源性皮肤损伤的评估内容

(一) 压力性损伤的风险评估内容

对新生儿发生压力性损伤的危险因素进行评分,评估内容分为压力的强度和持续时间、皮肤和支持系统的耐受性两个方面。

1. 压力的强度和持续时间

一般情况运动情况(改变和控制自己体位的能力);活动度(身体活动度);感知觉(应对压力相关不舒适反应的能力)。

2. 皮肤和支持系统的耐受性

浸渍(皮肤暴露于潮湿环境);摩擦力与剪切力(当身体与床单表面运动产生的力度);营养(食物摄入方法);组织灌注与氧合。不同的孕周相对应有不同的分值。同时评估有无存在医源性皮肤损伤的风险,掌握压力性损伤防范技术,加强护理,降低新生儿压力性损伤的发生率。

压力性损伤危险因素的评估为动态评估,当新生儿出现病情变化时需及时评估,如遇消瘦、水肿、恶病质、低蛋白质症、昏迷、胸外科手术后、循环障碍、休克、制动等须重点评估、加强预防,对存在危险因素者,针对评估内容给予相应的预防压力性损伤的护理措施。新生儿压力性损伤危险评估有等级区分,一旦评估出风险先兆要及时采取预防损伤的措施,如勤翻身、保持床单位整洁干燥、使用水枕避免头部受压、使用液体敷料按摩皮肤等。通过评估压力性损伤风险有助于及时发现医源性皮肤损伤,给予相应的措施。

（二）医源性皮肤损伤的评估内容

评估新生儿是否发生皮肤损伤;发生皮肤损伤的时间,是外院带入还是住院期间发生的;发生皮肤损伤的部位;发生皮肤损伤的情况描述。一旦发生皮肤损伤要每班进行评估,每日进行监控。

第五节　出院前评估

高危早产儿是指已经发生或可能发生某种严重疾病而需要监护的早产儿,主要为低出生体重儿、具有先天性缺陷以及其他需要密切监护的早产儿。由于高危儿具有病情不稳定、病程长、无行为能力等特征,故住院时间长,易出现各种并发症,若家属没有做好出院准备,过早出院会增加复发率和再入院率,给家庭、医院和社会带来极大的负担。因此,准确、全面地评估新生儿家属的出院准备度(readiness for hospital discharge, RHD)非常必要。准确评估家属的 RHD 可以防止新生儿过早出院,降低并发症的发生率和再入院率,节约医疗资源,减少医疗费用,对新生儿的出院指导和延续性护理服务也具有重要意义。

目前出院计划模式逐渐演变为"医疗整合团队服务模式",作为延续性护理服务的基础保障,是 NICU 向家庭或社区等其他护理服务体系转变的重要途径。该模式由各种医疗专业服务人员组成照顾团队,包括专科医生、随访护士、专科护士、社会工作者、心理健康专家、哺乳期喂养专家、治疗师、初级卫生保健者、随访门诊的医护人员、患儿父母。这是以新生儿为中心,照顾者共同参与计划,在很多发达国家及我国香港和我国台湾地区已日渐成熟和完善,成为医院服务的一部分。延续性护理对 NICU 中新生儿出院后的重要性已得到医护人员的肯定,出院计划的评估是延续性护理的一部分,对新生儿及父母进行评估的对象一般是注册护士、儿科专家、培训后的卫生保健者,通过家庭访视保障以新生儿为中心的高质量的护理。

新生儿家属 RHD 是指医务人员整体评价新生儿及其家属生理、心理、社会的健康状况,判断新生儿是否具备离开医院、回归社会、进一步康复的能力。专家学者将高危早产儿家庭 RHD 定义为出院时高危早产儿主要照护者对照护早产儿的知识和技能的掌握和娴熟度、情感舒适度，以及自信度。父母作为新生儿的主要照顾者，对出院准备服务和指导具有较大需求，但其得到的出院准备指导力度往往不够，致其在家照护质量不佳。有研究指出，针对家属的出院准备情况进行个性化的强化和提升可以提高其照护能力。

一、新生儿出院条件的评估

（1）至少 1 周没有出现呼吸暂停或心率 < 100 次/分的情况，呼吸平稳等。

（2）矫正胎龄达 34 周，体重达 1 500 g 以上者。

（3）适当及稳定的体重增长，每天约 25 g。

（4）能经由口或鼻胃管喂奶，获得适当的营养及能量。

（5）没有需积极处置的内科或外科问题。

在讨论新生儿的出院计划内容之前，首先列出其可以出院的条件，满足以上 5 个条件的才能考虑出院。

二、出院前的新生儿评估

（一）核对各项检查是否完成

在出院前逐项清点各项该做的检查是否已完成，将结果及随访日期告知家属，并注明在随访卡上，例如新生儿筛查、听力筛查、影像学检查、疫苗接种，及其他个别病情需要的检查。

1. 眼底检查

所有新生儿都要接受检查,特别是有危险因素的新生儿,如生后吸氧时间较长等。常规眼底检查是筛查有无早产儿视网膜病(ROP),早产儿视网膜病是儿童致盲的主要原因之一。检查过程中除眼科医生外,应有一位新生儿专科医生与护士在场,以便于随时观察病情变化和应急处置。在生后 4 周或受孕周数 32 周时开始接受检查,检查频率应根据第一次检查结果决定,如果检查有问题,还需要进行复查或随访,由眼科医生决定随访方案,坚持检查直至矫正胎龄 44 周(详见第四章视网膜病变的预见性评估)。

2. 听力检查

听力障碍是新生儿常见的出生缺陷之一,发病率为 1‰～3‰。新生儿出生后 6 个月至 1 岁是语言发育的最关键时期,如果听力障碍没有得到及时发现和有效的治疗,错过了语言发育的关键时期,将影响儿童的智力和情感发育,影响其生活质量,给家庭和社会带来沉重负担。听力损伤早期发现有助于尽早实施治疗,使得听力障碍儿童的智力发育、语言发育等情况与同龄人相同,进而改善未来社交、就业和受教育等的机会。目前主要采用的新生儿听力筛查技术是耳声发射。耳声发射测试是一种客观的非损失的耳蜗功能检查法,能快速无创地反映耳蜗外毛细胞及传音结构的功能状态,对临床听力疾病的诊治方面具有重要的应用价值。大量临床实践表明,新生儿听力障碍采用耳声发射检查,具有客观、敏感、无创伤、方便等优点,对治疗十分有利。所有新生儿都要接受听力检查,特别是早产儿、高胆红素血症经换血治疗、新生儿窒息、先天性感染、细菌性脑膜炎、使用呼吸机超过 5 天的新生儿等,一旦听力受损将严重影响新生儿的言语、认知情感的发育。应在出生 72 小时内进行第一次耳声发射测试;如没通过初筛,出生后 42 天前须接受第二次耳声发射检查,出生后 3 个月接受听觉脑干反应诊断检查及其之后的干预。

3. 影像学检查

近年来,随着高级监护技术的不断发展完善,NICU 中极低出生体重儿的存活率不断增加,但神经发育残疾的发生率也在逐年提高,尤其脑性瘫痪和与学习有关的问题儿童的数量呈明显增加。仅依赖临床评价,并不能提供充分的诊断依据和预后信息,因而神经影像在新生儿脑损伤领域的作用日益显著。头颅超声、计算机断层扫描(computed tomography,CT)和磁共振成像(magnetic resonance imaging,MRI)是目前最常用的神经影像诊断方法,这些神经影像方法不仅能对新生儿脑损伤及时做出诊断,有助于临床调整相应治疗外,亦提供了了解长期神经预后相关的有用信息。因此,影像学检查是用于诊断和随访新生儿的颅内疾病如颅内出血、脑室周围白质软化等脑损伤的重要手段。新生儿在生后 3 天内可进行床旁头颅超声检查,以求早期诊断和早期治疗,检查频率应根据第一次检查结果决定,如果检查有问题,还需要进行复查或随访,由超声医生和新生儿专科医生共同决定随访方案,必要时行头颅 CT、MRI 的检查。对于有惊厥史的新生儿应检查脑功能情况,行脑电图、头颅 CT、MRI 的检查,脑电图需要定期检查随访脑部神经发育情况。支气管肺发育不良的新生儿应检查肺部情况,行胸片、肺功能、胸部 CT 的检查,需要定期拍摄胸片随访肺部的进展情况,直至检查发育正常为止。

(二) 出院带药的评估

原则上药物给予的种类及次数,越简单越好,避免父母给予误服。

1. 铁剂

出院时贫血的新生儿(血红蛋白 145 g/L 以下者),口服"铁剂"至少 3 个月;新生儿需补充铁剂至矫正胎龄 6～12 个月。每 2 个月复查 1 次血常规,以监测血红蛋白上升情况。

2. 维生素 D_3 及钙剂

新生儿生后 3 个月内每天口服 1 次维生素 D_3 800 IU,3 个月后每天 400 IU,可补充 12 个月。若血钙离子低,可补充钙剂 3 个月。

3. 疫苗

告诉父母该新生儿接种疫苗禁忌证,例如复杂性先天性心脏病,经皮胆红素值在 7 mg/dL 以上,体温在 37.5℃以上者,或是先天性免疫缺陷均谨慎接种疫苗,可以咨询

免疫接种门诊。曾用过"人免疫球蛋白"的新生儿需停药
1个月后方可接种。

三、出院前父母评估

（一）主要照顾者心理需求的评估

父母作为新生儿的主要照顾者，对出院准备服务和
指导具有较大需求，但其得到的出院准备指导力度往往
不够，致使其在患儿出院前出现焦虑紧张的情绪，患儿出
院后在家照护质量不佳。有研究指出，针对家属的出院
准备情况进行个性化的强化和提升可以提高其照护能
力。尽早让父母参与新生儿的照护，有足够的时间让父
母学习所需照顾技巧，减少其焦虑紧张的情绪，增加照护
新生儿的信心和能力，并且在专业人员的指导下，实际操
作并熟练执行。

（二）主要照顾者接受照顾技能的评估

（1）评估是否掌握新生儿心肺复苏术。

（2）评估是否掌握新生儿生理需求的技巧。

（3）评估是否学会基本照顾：洗澡、新生儿抚触、更
换尿布、皮肤及脐部护理、哭吵的安抚等。

（4）评估喂养的准确性和是否满足营养的需求：母
乳的收集与保存、选择正确的喂奶方式、喂奶技巧（奶瓶
喂养和亲乳喂养）、奶具的清洁与消毒、奶粉的冲调方法、
母乳强化剂的使用和保存等。

（5）评估病情的正确观察：体温的测量和判断，大小

便的观察,呼吸的测量和判断,若有吸乳差、呼吸促、发热、腹胀腹泻等随时来院随访。

（6）评估药物是否正确给予：药物正确剂量、给予方式、药物保存方法等。

（7）评估是否掌握特殊的照顾技巧：特殊饮食例如先天代谢异常、因限水而需要调整卡路里的奶粉的调配。

（8）评估是否掌握胃肠吸收不良情形：腹部有无腹胀、有无肠型、有无呕吐等。

（9）评估有无特殊需要：如吸氧的护理等。

（10）评估是否掌握感染的预防内容,正确的洗手方式和时刻、奶具的清洗消毒、泵奶器的清洗消毒等。

（11）评估是否掌握新生儿的基本发育规律和基本护理的注意事项,通过与新生儿的互动交流加以了解。

（12）评估是否掌握紧急事件的处理,例如呛奶窒息急救方法：呛奶时立即给予侧身拍背,擦拭口鼻腔保持呼吸道通畅,必要时需要吸痰,弹足底予以刺激等。

（13）评估环境：居家环境室温、外出环境是否安全（正确使用手推车和汽车安全座椅）、特殊辅助器如制氧机、吸痰器所需的水电供应是否充足等。

（三）父母支持系统方面的评估

美国妇女保健专业组织对新生儿出院前的评估涵盖了 4 个方面：母婴的生理稳定性；父母对自我照顾和婴儿照护的知识、能力和信心；母婴出院后获得的支持；出院后对新生儿护理相关知识的可获得性。其中父母的心理社会因素的评估非常重要,包括解决问题的技巧、社会支持的利用度、是否得到充分的教育和信息等。

评估新生儿父母的心理社会因素,由于新生儿的母亲经常有抑郁等情绪压力,而父亲需承受工作及照顾母亲等其他家庭成员的压力,会影响父母的照护能力,故给予良好的情感支持是减轻父母压力的重要举措。出院前通过与新生儿父母的面对面交谈、微信和电话交流,以及对患儿的日常护理中,与心理咨询师一起评估父母的心理状况,尤其是母亲的情绪压力。可以借助家庭支持组织,通过健康教育宣传册及心理健康专家提供的信息,在患儿开始住院时即鼓励其父母参与新生儿的护理,这是减轻其情感压力的关键。哺乳期喂养专家应指出家庭成员对产妇母乳喂养支持的重要性,鼓励亲密接触的护理;围生期和儿科专家应帮助父母制订克服母乳喂养障碍的出院前、后计划,减轻其情感的压力;护理人员应与父母沟通宣教新生儿行为正常与否的识别,以及睡眠、哭闹、喂养等问题的护理,保证新生儿父母具备观察和评估亲子互动及高危儿行为正常与否的识别能力。

四、出院后随访评估

(一)随访管理

新生儿出院前,由护士指导父母日常生活护理及早期干预方法,出院后由专人负责定期电话跟踪随访及督促回院检查。开展优质护理服务活动,鼓励母婴情感交流,营造温馨、舒适、和谐的护理氛围和健康的心理成长环境。向患儿父母强调随访和院外功能训练的重要性。建立新生儿的随访档案,按照矫正胎龄(依据新生儿的实足月龄调整得出)的评估结果来决定随访的时机,每次随访时预约下次随访时间。建议胎龄 28 周以后出生的新生儿使用矫正月龄至 2 岁,而胎龄小于 28 周出生的建议使用矫正月龄至 3 岁。

1. 随访的关键时机

(1)出院后 7～10 天:出院后第一次随访时间根据病情安排在出院后 1～2 周,评估新生儿疾病恢复情况和是否适应家庭的环境。

(2)矫正月龄 4～6 个月:证实有无追赶生长和需要早期干预的神经学异常。

(3)矫正月龄 12 个月:证实是否存在脑瘫或其他神经学异常的可能性,也是进行智力发育评估的最佳时机。

(4)矫正月龄 18～24 个月:在此时,大多数的暂时性神经学异常都已消失,大多数可能的追赶生长也都发生,可做出儿童生长发育的最终预测和确诊重大疾病残疾如脑瘫、智力低下。

(5)3 岁:可更好地进行认知和语言功能的评估,进一步确认孩子的认知功能。

2. 疾病的随访

听障、视障、先天性代谢异常等,根据疾病的恢复情况,追踪随访 6 个月至 1 年,直至新生儿满 1 周岁或各项发育指标达正常为止。出院前评估新生儿喂养状况及哺乳支持情况,出院后随访其进食状况是否良好、体重是否达标。

3. 随访的重点内容

(1) 监测体重、头围、胸围、身高等生长指标,监测血液生化代谢指标,评估体格生长发育和营养情况。评估时按照矫正胎龄进行评估,以保证准确性和客观性。

(2) 接受家庭氧疗的患儿,通常需要 SpO_2 监测,氧饱和度应维持在 92% 以上。

(3) 每 2～4 个月行心脏超声检查,若出院前已经诊断心脏疾病,可适当增加检查频次。

(4) 定期进行行为发育和神经发育评估,进行"52 项行为神经测试"或"二十项神经行为检查"、神经学评估、全身运动质量评估、运动发育测试、婴儿智力发育测试等神经系统相关的检查,每月做一次,以监测神经行为发育,防止神经系统后遗症的发生。通过影像学检查随访颅内疾病如颅内出血、脑室周围白质软化等,对已发生异常的患儿早期干预早期随访康复治疗,尽可能减少后遗症的发生。脑损伤在矫正 2～3 月龄直至 12～15 月龄的这段时期有相当大的可塑性,随访至少应当持续至矫正18 月龄以上,越长越好。

(5) 合理调整药物的使用。根据各项发育指标和实验室指标,调整各种营养补充剂和药物的使用剂量。

（二）家庭访视

家庭访视是医患沟通的延伸，通过家庭访视可及时发现 NICU 新生儿家属在出院后亟待解决的护理问题并提供干预和指导，促进延续性护理得以实施，改善新生儿健康状况，提高护理服务质量。家庭访视计划已经在美国等 36 个国家进行了实施，有研究显示，通过家庭访视，出院后父母的焦虑水平下降，提高了护理患儿的信心。NICU 新生儿父母可通过产后支持的网络系统，咨询喂养、照护过程中遇到的难题，已经得到各方面专家的认可。

第六节　围术期评估

患有外科疾病的新生儿需要进行手术治疗，使得诊疗护理的时间延续，住院治疗需要很长时间，提高了护理中护理评估的难度，因此，新生儿围术期护理评估非常重要且富有挑战性。护理围术期的新生儿需要照护人员具有更加专业的护理知识和技能，才能做好护理评估和病情观察，及时发现问题加以处理以减少并发症的发生，并能解决复杂的内外科相关异常问题。

一、术前评估

（一）病史回顾

通过 Apgar 评分和分娩史回顾，可帮助麻醉科医师全面了解发现围生期新生儿有无窒息史和后遗症影响、家族史和孕妇用药史也同样重要。新生儿的评估除了回顾新生儿期资料，还需评估新生儿潜在的并发症。

（二）胃肠道功能评估

术前禁食 4～6 小时；外科消化道手术需要灌肠或通便，排除肠道内的细菌，减少肠蠕动和肠道细菌的感染，但是坏死性小肠结肠炎的新生儿不建议灌肠通便。对于消化道梗阻、先天性膈疝或腹壁缺损的新生儿，胃肠减压是不可避免的治疗手段，尤其是外科消化道手术者，术前常规放置胃管。麻醉前应抽吸胃管，以降低反流误吸的发生率。胃肠减压出现呕吐疑似胃管引流不畅时，需要抽吸胃管，以确保胃管引流的通畅度。

（三）实验室检查评估

常规检查包括血常规、生化全项、凝血功能、血型、心电图及胸部 X 光检查等，特殊新生儿可以增加血气分析、血生化等相关方面的检查。

1. 凝血功能评估

活化部分凝血活酶时间（APTT）：25～37 秒，需与正常对照比较超过 10 秒以上为异常；凝血酶原时间（PT）：11～14 秒，需与正常对照超过 3 秒以上为异常；活动度：80%～120%，INR：0.8～1.2；纤维蛋白原（FIB）：2～4 g/L。评估出凝血功能异常可以术前输注血制品和术中备血。

2. 血容量以及失血量评估（表 2 - 4 和表 2 - 5）

择期手术的新生儿要求血红蛋白（HB）＞140 g/L，低于此标准时麻醉危险性可能增加。当伴有先天性或获得性出凝血异常，预计术中出血量可能达血容量 10% 以上者，术前应查血型并充分备血。对低血容量或术中可能需大量输血者，应预先置入中心静脉导管。

表 2 - 4　与年龄相关的血容量及血红蛋白含量

年　　龄	血容量/mL/kg	血红蛋白/g/L
早产儿	90～100	130～200
足月新生儿	80～90	150～230

引自：左云霞，朱波，庄蕾等.小儿围术期液体和输血管理指南（2017 版）[J]. http://www.csaol.cn/a/xuehuigongzuo/linchuangzhinan/2017/12/14.

表 2 - 5　新生儿正常 Hct 和可接受的 Hct

年　龄	正常 Hct 均值/%	正常 Hct 范围/%	可接受的 Hct/%
早产儿	45	40～45	35
足月新生儿	54	45～65	30～35

引自：左云霞，朱波，庄蕾等.小儿围术期液体和输血管理指南（2017 版）[J]. http://www.csaol.cn/a/xuehuigongzuo/linchuangzhinan/2017/12/14.

3. 术中输血需求评估

术中应根据术前血红蛋白、手术出血量及新生儿的心血管反应等决定是否输血。一般来说，对全身状况良好的新生儿，当失血量达到估计血容量（EBV）的 15% 以上时应给予输血。红细胞压积（Hct）对指导输血具有非常大的临床意义，通常将 25% 作为 Hct 可接受的下限，伴有明显心肺疾病的新生儿(如发绀型先心病患儿),Hct 应维持在 30% 以上。

4.围术期输液评估

围术期输液评估目的在于提供基础代谢的需要(生理需要量),补充术前禁食和围手术期的损失量,维持电解质、血容量、器官灌注和组织氧合正常。

(1)脱水程度的评估:新生儿可通过观察黏膜、眼球张力和前囟饱满度对失水程度进行评估(表 2-6)。新生儿体重减轻是判断脱水的良好指征。尿量是评估和治疗脱水的重要指标。进一步的生化检查有助于确定脱水的性质:低渗性(血浆渗透浓度<280 mmol/L,血钠<130 mmol/L)、等渗性(血浆渗透浓度 280～310 mmol/L,血钠 130～150 mmol/L)或高渗性(血浆渗透浓度>310 mmol/L,血钠>150 mmol/L)。

表 2-6　新生儿脱水程度的评估

体征与症状	轻　度	中　度	重　度
失水量占体重比例	3%～5%	6%～9%	>10%
全身情况	激惹,不安	口渴,嗜睡	冷,虚汗,虚弱
脉搏	正常	快,细弱	快,微弱
呼吸	正常	深,快	深,快
囟门	正常	凹陷	极度凹陷
收缩压	正常	正常或降低	降低,难以测定
皮肤张力	正常	减弱	明显减弱
眼睛	正常	凹陷,干燥	交叉性凹陷

(续表)

体征与症状	轻　度	中　度	重　度
黏膜	潮湿	干燥	极度干燥
尿量	正常	减少	色暗少尿,无尿
毛细血管充盈时间	正常	<2秒	>3秒
估计失水量/(mL/kg)	30~50	60~90	100

引自:左云霞,朱波,庄蕾等.小儿围术期液体和输血管理指南(2017版)[J]. http://www.csaol.cn/a/xuehuigongzuo/linchuangzhinan/2017/12/14.

（2）输液量的确定:

1）维持性输液:补充生理需要量,可根据体重、热量消耗来计算,根据体重按小时计算。

2）补充性输液:补充不正常的失水,包括禁食、消化液丢失（腹泻、呕吐、胃肠引流等）、手术创伤等导致的局部液体丢失或失血。

（3）输液种类的确定:围术期可供选择的液体包括晶体液和胶体液,应根据新生儿的需要,并考虑液体的电解质、含糖量和渗透浓度进行选择。通常围术期使用含1%~2.5%葡萄糖的平衡盐溶液。当手术中失液、失血较多时应增补胶体液,可视具体情况选用白蛋白等血液制品或羟乙基淀粉、明胶类等血浆代用品。羟乙基淀粉不推荐用于脓毒症、肾功能损害等重症患者。

1）低张性液体:原则上维持性补液可选用轻度低张液,如0.25%~0.5%氯化钠溶液。但大量输注容易导致术后低钠血症,甚至引起脑损伤,对新生儿是非常危险的。术中、术后不推荐使用低张性液体,应加强对血浆电解质的监测。

2) 等张性液体:等渗液的丢失继发于创伤、烧伤、腹膜炎、出血和消化道的液体丢失,术中所有的体液丢失都应以等张溶液(平衡盐溶液、林格液或生理盐水)补充。

3) 葡萄糖液:大多数新生儿对手术刺激有高血糖反应,而输入含糖溶液将加重血糖的升高。新生儿手术过程中不建议常规输注葡萄糖液,但要注意以下几点:多数新生儿术中给予无糖溶液,注意监测血糖;长时间手术时应采用含糖(1%~2.5%葡萄糖)维持液,并应监测血糖;患儿脓毒症的新生儿、糖尿病母亲的新生儿及接受全肠道外营养的新生儿,术中可用 2.5%~5%葡萄糖溶液,应监测血糖水平,并监测电解质,应用过程可能导致高糖血症和低钠血症,避免单次静注高渗葡萄糖;术前已输注含糖液的新生儿术中应继续输注含糖液。

(4) 输注方式的选择和评估。

输注方式有多瓶输液和全合一(all-in-one)。多瓶输液是氨基酸与葡萄糖电解质溶液混合后,以 Y 型管或三通管与脂肪乳剂体外连接后同时输注。全合一是将所有肠外营养成分在无菌条件下混合在一个容器中进行输注。由于多瓶输液工作量相对大,易出现血糖、电解质紊乱,且不利于营养素充分利用;而全合一易管理,减少相关并发症,有利于各种营养素的利用,并节省费用。新生儿肠外营养支持输注方式建议采用 all-in-one 方式。

1）评估配制过程是否安全：肠外营养支持所用营养液根据当日医嘱在层流室或配制室超净台内，严格按无菌操作技术进行配制。

2）评估配制时混合顺序是否正确：电解质溶液（10％NaCl、10％KCl、钙制剂、磷制剂）、水溶性维生素、微量元素制剂先后加入葡萄糖溶液或/和氨基酸溶液；将脂溶性维生素注入脂肪乳剂；充分混合葡萄糖溶液与氨基酸溶液后，再与之前配制的脂肪乳剂混合；轻轻摇动混合物，排气后封闭备用。

3）评估营养液是否合理保存：避光、4℃保存，无脂肪乳剂的混合营养液尤应注意避光。建议现配现用。国产聚氯乙烯袋建议 24 小时内输完。乙烯乙酸乙酰酯袋可保存 1 周。

4）评估营养液有无避免注意事项：脂肪乳剂输注时间应＞16 小时；all-in-one 溶液配制完毕后，应常规留样，保存至患儿输注该混合液完毕后 24 小时；电解质不宜直接加入脂肪乳剂液中，溶液中一价阳离子电解质浓度不高于 150 mmol/L，二价阳离子电解质浓度不高于 5 mmol/L；避免在肠外营养液中加入其他药物，除非已经过配伍验证。

（5）评估每日肠外营养（parenteral nutrition，PN）的组成及需要量

肠外营养液基本成分包括氨基酸、脂肪乳剂、碳水化合物、维生素、电解质、微量元素和水。

1）评估液体量和热卡：因个体而异，新生儿不同日

龄每天液体需要量不同(表 2 - 7)。同时需根据不同临床条件(光疗、暖箱、呼吸机、心肺功能、各项监测结果等)调整。总液体在 20～24 小时内均匀输入,建议应用输液泵进行 24 小时持续输注,热卡在 60～80 kcal/(kg・d)。

表 2-7　新生儿不同日龄每天液体需要量

单位：[mL/(kg・d)]

出生体重/g	第 1 天	第 2 天	第 3～6 天	>7 天
<750	100～140	120～160	140～200	140～160
750～1 000	100～120	100～140	130～180	140～160
1 000～1 500	80～100	100～120	120～160	150
>1 500	60～80	80～120	120～160	150

引自：张玉侠.实用新生儿护理学[M].北京：人民卫生出版社,2015：689.

2) 评估氨基酸和脂肪乳剂：氨基酸推荐选用小儿专用氨基酸。出生后 12～24 小时即可应用(肾功能不全者除外),新生儿建议从 1.0 g/(kg・d)开始,按 0.5 g/(kg・d)的速度逐渐增加,新生儿可增至 3.5 g/(kg・d)。氮：非蛋白热量＝1 g：418.4～836.8 kJ。脂肪乳剂在出生 24 小时后即可应用,新生儿建议采用 20% 脂肪乳剂,中长链混合型脂肪乳剂优于长链脂肪乳剂。剂量从 0.5～1.0 g/(kg・d)开始,按 0.5 g/(kg・d)的速度逐渐增加,总量不超过 3 g/(kg・d)。

3) 评估葡萄糖和电解质：葡萄糖开始剂量为 4～8 mg/(kg・min),按 1～2 mg/(kg・min)的速度逐渐增加,最大剂量不超过 11～14 mg/(kg・min)。注意监测血糖,新生儿建议血糖<8.33 mmol/L,不推荐早期使用胰岛素预防高血糖的发生。如有高血糖(8.33～10 mmol/L),葡萄糖输注速度按 1～2 mg/(kg·min)的速度逐渐递减,如降至 4 mg/(kg·min)仍不能控制高血糖时,才考虑使用胰岛素 0.05 IU/(kg·d)。电解质应每天供给,推荐需要量见表 2-8。

表 2-8 新生儿肠外营养期间每天所需电解质推荐量

单位:[mmol/(kg·d)]

电解质	钠	钾	钙	磷	镁
早产儿	2.0～3.0	1.0～2.0	0.6～0.8	1.0～1.2	0.3～0.4
足月新生儿	2.0～3.0	1.0～2.0	0.5～0.6	1.2～1.3	0.4～0.5

引自:张玉侠.实用新生儿护理学[M].北京:人民卫生出版社,2015:689.

4) 评估维生素和微量元素:维生素肠外营养时需补充 13 种维生素,包括 4 种脂溶性维生素和 9 种水溶性维生素。新生儿肠外营养时的需要量见表 2-9 和表 2-10,临床上一般应用维生素混合制剂。微量元素推荐量见表 2-11,临床上一般应用微量元素混合制剂,建议使用小儿专用微量元素混合制剂。

表 2-9 新生儿每天所需水溶性维生素推荐量

水溶性维生素	维生素C	维生素B₁	维生素B₂	维生素B₆	维生素B₁₂	烟酸	叶酸	泛酸	生物素
剂量	15～25 mg	0.5～1.5 mg	0.15～0.2 mg	0.15～0.2 mg	0.3 μg	4.0～6.8 mg	56 μg	1.0～2.0 mg	5.0～8.0 μg

引自:张玉侠.实用新生儿护理学[M].北京:人民卫生出版社,2015:689.

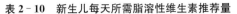

表 2－10　新生儿每天所需脂溶性维生素推荐量

脂溶性维生素	维生素 A	维生素 D	维生素 K	维生素 E
剂　量	150～300 μg	0.8 μg	10 μg	2.8～3.5 mg

引自：张玉侠.实用新生儿护理学[M].北京：人民卫生出版社,2015：689.

表 2－11　新生儿每天所需微量元素推荐量

单位：[μg/(kg・d)]

微量元素	锌	铜	硒	铬	锰	钼	碘	铁
剂量	400～450	20	2.0～3.0	0	1.0	1.0	1.0	200

引自：张玉侠.实用新生儿护理学[M].北京：人民卫生出版社,2015：690.

（6）输液期间的评估

1）评估输液是否安全定期加以监测。新生儿输液的安全范围小,计算补液总量时应包括稀释药物（包括抗生素）在内的液体量。新生儿术中补液使用输液泵控制。新生儿肠外营养监测项目和监测时间见表 2－12。

表 2－12　新生儿肠外营养监测表

监测项目	具体内容	开　始　时	稳　定　后
摄入量	能量[kJ/(kg・d)]	每天 1 次	每天 1 次
	蛋白质[g/(kg・d)]	每天 1 次	每天 1 次
临床症状/体征	皮肤弹性/囟门	每天 1 次	每天 1 次
	黄疸/水肿	每天 1 次	每天 1 次
生长参数	体重(kg)	每天 1 次至隔天 1 次	每周 2 次至每周 3 次
	身长(cm)	每周 1 次	每周 1 次
	头围(cm)	每周 1 次	每周 1 次
体液平衡	出入量	每天 1 次	每天 1 次

（续表）

监测项目	具体内容	开始时	稳定后
实验室 检查	血常规	每周2次至每周 3次	每周1次至每周 2次
	血钠钾氯	每周2次（或调整 用后第1天）	每周1次（或调整 用量后第1天）
	血钙	每周2次	每周1次
	血磷镁	每周1次	需要时
	微量元素	需要时	需要时（肝肾功 能不全或长期使 用PN者）
	肝功能	每周1次	每周1次至隔周 1次
	肾功能	每周1次	每周1次至隔周 1次
	血糖	每天1次至每天 3次	需要时（调整配 方后或出现低/ 高血糖）
	尿糖（无法监测血 糖时）	同上	同上
中心静脉 导管监测		需要时	需要时
	渗出	每天2～3次	每天2～3次
	肢体肿胀	每天2～3次	每天2～3次
	肤色	每天2～3次	每天2～3次

注：血脂测定标本采集前6小时内，应暂停输注含脂肪乳剂营养液

引自：张玉侠.实用新生儿护理学[M].北京：人民卫生出版社,2015：690.

2）评估输液速度是否正确。输液速度取决于失水的严重程度，根据新生儿病情缓急、严重程度等具体情况，强调个体化输液，输液期间根据新生儿对补液的反应及时对补液量和速度做出调整。

3）评估输液量是否合适。判断输液量是否合适的

目标是,持续监测循环系统指标和尿量,尽可能维持血流动力学稳定,必要时可建立有创血压和中心静脉压监测。大手术时建议加强监测做到目标导向液体治疗(GDT),比如达到以下指标,维持有效血压[参考舒张压=2/3收缩压,平均动脉压(MAP)=孕周+2]、中心静脉压(CVP)=8~12 cmH$_2$O、尿量≥0.5 mL/(kg·h)、中心静脉氧饱和度(SvcO$_2$)≥70%、动脉血氧饱和度(SaO$_2$)≥93%以及血细胞比容(Hct)≥30%等。

4) 评估是否需要慎用或禁用肠外营养。休克、严重水电解质紊乱、酸碱平衡失调未纠治时,禁用以营养支持为目的的补液。严重感染、严重出血倾向、出凝血指标异常者慎用脂肪乳剂。血浆 TG>226 mmol/L(200 mg/dL)时暂停使用脂肪乳剂,直至廓清。血浆胆红素>170 μmol/L(10 mg/dL)时慎用脂肪乳剂。严重肝功能不全者慎用脂肪乳剂与非肝病专用氨基酸。严重肾功能不全者慎用脂肪乳剂与非肾病专用氨基酸。

(四) 体温的评估

评估有无低体温的发生。新生儿在手术期间易发生低体温,因其皮下脂肪薄,且多为棕色脂肪,如保暖不够易合并感染时而发生新生儿硬肿症,应准备各种保温措施保证体温的正常。

(五) 气道的评估

评估呼吸是否正常和气道通畅情况。评估出有呼吸困难及呼吸衰竭的新生儿,应第一时间予以气管插管行机械通气。术前拍片确定气管插管的具体位置,查看气管插管固定是否牢固,分泌物多时及时清理呼吸道,保证通气的有效性,避免非计划性脱管。

（六）心理的评估

评估父母的情绪,根据病情给予详细的解释,做好父母的心理护理。

二、术后评估

（一）体温的评估

评估有无低体温的发生。低体温是麻醉及外科手术常见的并发症,其是指患儿术中体温低于 36℃,严重者可使新生儿低于正常值 2℃以上。术中低体温的发生可受术间环境、术中输液及手术过程等多种因素影响,临床发病率可达 50％以上。使用适当转运设备（暖箱）并在转运期间注意覆盖保暖、暖风毯或照射加温、对皮肤消毒液进行加温、吸入经过加温湿化的麻醉气体、保持手术室的温度、所输液体和血制品加温等。手术间的温度应该维持在 26～30℃,术中注意持续监测体温。所有新生儿手术后都采用高级暖箱保暖,设置为皮肤温度控制模式,将温度传感探头贴于腹壁,设置皮肤温度为 36.5℃或 36.5℃以上使外科手术的新生儿控制核心温度在 36.7～37.3℃。

（二）生命体征的评估

评估生命体征是否平稳。术后给予心电呼吸血压监护和血氧饱和度监测,根据生命体征的正常值(见第二章节入院评估中的生命体征相关内容）合理设置监护仪的各项预警值。血压和呼吸的报警范围为正常值上下 10% ，SpO_2 的报警范围有吸氧和非吸氧的区别。非吸氧新生儿的 SpO_2 报警范围为 $85\%\sim100\%$ ；孕周≤33 周的吸氧新生儿的 SpO_2 报警范围为 $88\%\sim95\%$ ；33 周＜孕周≤36 周的吸氧新生儿的 SpO_2 报警范围为 $85\%\sim95\%$ ；孕周＞36 周的吸氧新生儿的 SpO_2 报警范围为 $85\%\sim98\%$ 。如发现监护时的生命体征异常及时记录并调整，做到早发现、早报告、早处理。

（三）脑氧饱和度的监测和评估

评估脑部组织灌注氧合情况。新生儿手术期间，脑氧饱和度（rSO_2c）从基线降低超过 20% ，与 1 岁时的术后神经系统改变和神经发育障碍有关。使用脑近红外光谱（NIRS）可以在床边监测确定可能的神经系统不良危险因素。NIRS 能够测量各种器官的区域组织氧饱和度并提供反射组织供氧和需求之间的平衡。该 NIRS 的主要目的是持续非侵入性地评估组织灌注氧合情况。在新生儿麻醉期间的重要问题是适当的肺通气，因为脑血流量受血液二氧化碳分压和氧气水平的影响，需要将二氧化碳分压维持在 $35\sim45$ mmHg 之间。过度通气或心输出量减少，脑血流会减少。脑血流减少也可能与贫血和低血压等其他因素有关，早产可能也是脑氧合减少的一个重要因素。虽然不同的围手术期因素可能导致大脑氧合变化不同，但最重要的是维持动脉血压的正常和稳定。

（四）呼吸功能的评估

1. 密切观察呼吸情况

新生儿在转回病房过程中有发生呼吸道阻塞的危险，手术室护士应协同麻醉医生严密观察早产儿呼吸有无异常，应取侧卧位转送，转运途中给予吸氧和心电监护。安全返病房后，给予吸氧，注意给氧的浓度及流量，进行血氧饱和度监护，避免发生氧中毒。

2. 评估呼吸道通畅情况

气管插管者易滑脱，应妥善固定好，插管的深度做好标记。如有黏痰时，选择粗细适宜的密闭式吸痰管和一次性吸痰管分别吸痰，保持呼吸道通畅，尤其要注意食道闭锁的新生儿（大量带黏液的泡沫状唾液经患儿鼻孔和口腔溢出）。术后更应加强口腔护理，以免黏稠的分泌物阻塞呼吸道。痰液黏稠者需要湿化气道或雾化吸入。

3. 呼吸暂停的观察和处理

新生儿呼吸暂停是指呼吸停止超过 20 秒，或呼吸停止不超过 15～20 秒，但伴有心跳减慢、皮肤青紫或苍白、肌肉张力减低。呼吸暂停是一种严重现象，可引起脑损害。当出现呼吸暂停时给予物理刺激，如托背及弹足底，若症状未见好转，气囊加压通气，压力为 1.5～2.0 kPa 为宜。按医嘱使用枸橼酸咖啡因，临床效果较好，注意观察是否有不良反应。呼吸暂停严重时可用无创辅助通气及气管插管呼吸机辅助通气。

（五）循环的评估

评估有无组织灌注不足的情况。新生儿手术后经常会出现组织灌注不足的现象,需要早期并定期评估全身和末梢循环情况。当出现核心温度与外周温度差异超过2℃时,同时伴或不伴有心动过速、呼吸急促,提示低血容量症和组织灌注不足。术后经常需要采血监测血压评估全身循环情况,这种情况下新生儿应建立有创动脉应用有创血压监护。此外,毛细血管充盈时间可以反映末梢循环情况,毛细血管充盈时间＞3秒一般提示组织灌注不足。

（六）胃肠功能的评估

评估胃肠功能恢复情况;保持胃肠减压负压状态,确保胃管通畅,记录胃液的颜色、量及性质;观察有无腹胀和呕吐,记录排便的时间和肠蠕动情况,以便尽早开始肠内营养。胃肠功能恢复者术后第1天即可开始肠内营养（enteral nutrition,EN）（存在肠内喂养禁忌证者除外）,不足部分由肠外营养补充供给。肠外营养补充热量计算公式为 $PN=(1-EN/110)\times70$,其中 PN、EN 单位均为 $kJ/(kg \cdot d)$（110 为完全经肠道喂养时推荐达到的热量摄入值,70 为完全经肠外营养支持时推荐达到的热量摄入值）。

（七）疼痛的评估

1.疼痛评估的重要性

目前已经证实新生儿出生后既有疼痛感知,也有回应的能力。反复的疼痛刺激会影响睡眠质量和生长发育速度,带来明显的生理反应,如代谢增加、灌注量少、呼吸免疫改变、耗氧量增加,影响病情恢复和神经恢复。此外,疼痛会改变新生儿中枢神经的结构,降低疼痛阈值,影响患儿将来对疼痛的行为反应。手术的新生儿会经历的疼痛刺激包括手术、疾病本身、环境、各种侵入性有创操作、各种检查、护理操作等。无痛的管理是高质量新生儿监护的重要部分。有效的评估和管理疼痛需要多学科团队共同参与,采用有效的疼痛评估工具才能为术后的新生儿提供最优的疼痛护理。

2. 疼痛评估工具(见第三章)

3. 疼痛的干预措施

疼痛的干预措施分为非药物性措施和药物治疗,绝大多数新生儿术后需要应用药物才能缓解疼痛,等术后疼痛改善后再采用非药物性措施干预疼痛。

(1) 药物治疗

通常使用局麻药局部阻滞麻醉,目前常用利多卡因,可用于局部伤口浸润、神经阻滞、骶管或硬膜外给药。作为膜稳定药在腹部手术前开始静滴,术后 1 小时停止,可使术后疼痛减轻,大手术后 12 小时静脉注射阿片类药物需要量减少。但盐酸利多卡因注射液慎用于新生儿和早产儿,复方利多卡因乳膏不能应用于 3 个月以内的婴儿。阿片类镇痛药仍是目前最为强效的镇痛药物,是治疗中重度疼痛的首选药物,包括吗啡、哌替啶、可待因、芬太尼、曲马多等,其中应用较多的是芬太尼和曲马多。吗啡慎用于新生儿,禁用于未成熟新生儿,磷酸可待因片慎用于新生儿,盐酸哌替啶注射液作为小儿基础麻醉的追加用药应和异丙嗪合用,盐酸曲马多注射液不适用于1岁以下婴儿。上述药物具有不同的阿片受体激动作用,它们的药理作用及不良反应紧密相关。疼痛的治疗方法有口服、肛塞、单剂量静脉推注和持续静脉给药,口服和肛塞通常不能满足手术疼痛控制的需要,新生儿手术后通常使用阿片类镇痛药芬太尼缓解患儿的疼痛,持续静脉给药24小时维持。此外,由于硬膜外麻醉、骶管麻醉能有效缓解手术期间和术后的疼痛,尤其是直肠肛门手术,常见于膀胱外翻手术的患儿,该技术已经被推广应用于无痛治疗领域。通过超声引导放置硬膜外导管,该导管可以留置72小时,分为单剂量给药或持续给药镇痛。

(2)疼痛管理的治疗原则

新生儿的疼痛管理的治疗原则上是由医护人员和父母来完成的,因此务必要遵循一定原则,主要包括:明确伤害刺激的来源和疼痛的原因,排除手术并发症引起的疼痛反应;镇痛方法和药物的选择应考虑安全、有效、对生理影响小、简便易行等多种因素,采用小儿依从性高的方式给药(如口服、肛塞等),尽量避免使用肌注;根据疼痛程度选用镇痛药和镇痛方法,定时限量给药,建立有效的镇痛药水平、保持镇痛效果;术后镇痛的药物应从最低有效量开始,小量复合给药,用量应从推荐剂量的1/2～

1/3 开始,递增至有效用药时要得到医护人员或父母的指导和照看;定期反复评估疼痛程度,及时调整给药剂量;密切监测新生儿的血压、心率及脉搏血氧饱和度等呼吸循环功能指标,注意不良反应。

(3)非药物性措施

非药物性措施包括非营养性吮吸或口服糖水、与亲人亲密接触(拥抱、抚摸、袋鼠式护理)、音乐疗法、鸟巢式护理或棉被包包裹、分散注意力、体位疗法、母乳喂养、减少疼痛刺激、避免强制性操作等。有随机对照试验研究发现联合非药物干预比药物干预能够更有效地缓解早产儿的疼痛。联合运用非药物性措施缓解新生儿的程序性疼痛是安全有效的护理措施。

1)非营养性吮吸或口服糖水:非营养性吸吮是使用安抚奶嘴,通过刺激患儿口腔触觉和机械感受器提高疼痛阈值,可以产生镇痛效果。宜在疼痛性操作,如静脉穿刺、足跟采血、疫苗接种等前 3 分钟给予,效果最佳。在研究非营养性吮吸对新生儿疼痛的干预效果中,发现在新生儿足跟采血全过程中给予可以显著减少新生儿疼痛面容的持续时间和疼痛评分。有实验发现甜味剂有缓解足跟采血所致新生儿疼痛的效果,且蔗糖的镇痛效果优于葡萄糖。推荐在疼痛性操作前 2 分钟给予蔗糖溶液口服,浓度 24%,剂量为 0.2~0.5 mL/kg 或总量为 0.1~1 mL。喂食糖水适用于健康的足月儿或较大的早产儿,胎龄小、体重低的早产儿及病情危重、有新生儿坏死性小肠结肠炎征象的新生儿应结合临床实际情况谨慎考虑。因此,在新生儿采血、动静脉穿刺和经皮中心静脉置管时采用口服糖水联合非营养性吸吮的方法更有效,但多次口服糖水是否安全尚不清楚。

2) 与亲人亲密接触:发现于 20 世纪 90 年代的袋鼠式护理(KMC)又称皮肤接触护理(SSC),目前在全球逐步得到推广应用。现今袋鼠式护理是最常用的非药物性措施之一,家属裸露胸口,让患儿俯卧于胸前,通过温和的皮肤接触,以及触觉、前庭和运动感觉刺激,促进患儿调整行为状态,减少应激行为,缓解疼痛。在进行致痛性操作前给予患儿适宜的抚触,也可以缓解患儿操作时的疼痛感受。这些方法已被证明是有效的,因为它们对新生儿有许多好处,但需要在这方面进行更多的研究,并采用一种普遍的评估方法,以进一步评估中长期结果。研究也指出,在致痛全程给予联合非药物干预护理措施(音乐疗法、抚摸、体位疗法、安慰奶嘴、口服糖水等)后新生儿的疼痛缓解情况有显著改善。发现不同组合的非药物干预效果,取决于干预的类型而不是数量。

3) 减少疼痛刺激或避免强制性操作:保持环境舒适,避免强光、噪声和过多的触摸;采用纱布或敷贴覆盖于肘部、膝部、踝部等骨隆突处,采用无痛技术撕取敷贴,避免疼痛、保持皮肤的完整性;集中操作,进行各项操作前均要唤醒患儿,动作轻柔、准确,避免反复多次操作(动静脉穿刺、采血),操作过程中注意观察患儿反应,如有不适及时停止。同等强度的疼痛刺激对不同状态下的新生儿反应程度有很大差别,吃饱睡眠时反应最轻,饥饿清醒特别是在睡眠中被激醒的新生儿对疼痛刺激反应程度最大,借此可以更加科学地选择疼痛操作时间。另外,静脉留置针、外周动脉置管及中心静脉导管的留置的应用,也能在一定程度上减轻新生儿的急性创伤性疼痛的刺激,避免多次反复的疼痛刺激。

(八) 皮肤和伤口的评估

1. 皮肤和伤口评估的重要性

皮肤是抵御外界微生物侵害的屏障,成熟的皮肤屏障能最大限度地减少水分的流失,防止感染并控制体温调维持正常体温。手术增加了皮肤组织受损的风险,包括手术、水肿、伤口、造瘘口、各种引流管、中心静脉置管、高渗性药物的使用等,而受损的皮肤或伤口会增加感染的风险,需要使用有效的皮肤评估工作进行皮肤或伤口问题的分析和护理,及时进行干预和处理措施。

2. 皮肤和伤口评估工具

详见皮肤管理书中皮肤的评估工具。

3. 伤口的干预措施

(1) 伤口评估与观察:术后3~5天内需要重点评估和观察,术后24小时内,每小时观察一次切口敷料有无渗血渗液;切口引流液的颜色和量。心血管术后4~6小时内每30分钟观察一次胸腔闭式引流。之后每4~6小时在更换尿布和交接班时观察伤口敷料有无渗血或血

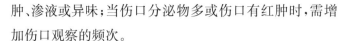

肿、渗液或异味;当伤口分泌物多或伤口有红肿时,需增加伤口观察的频次。

（2）伤口的干预护理：应严格遵循无菌技术操作原则;新生儿术后苏醒后,予上半身抬高 15°～30°的体位,尽可能予侧卧位及屈曲位,可使用安抚奶嘴或给予鸟巢包裹避免哭吵,以降低腹部张力,减轻疼痛。伤口分为清洁切口、清洁污染切口和污染切口,进行针对性的护理。

1）清洁切口：一般于术后 2～3 天打开敷料,可选择无菌纱布、水胶体敷料或泡沫敷料包扎伤口,消毒切口后,更换敷料重新包扎,如无异常情况至术后 7 天左右再更换敷料。

2）清洁污染切口：术后 2～3 天打开敷料,发现伤口分泌物多,敷料潮湿时需要立即更换,此外之后每隔 2 天清洗切口并更换敷料重新包扎,直至伤口愈合。

3）污染切口：术后第 1 天开始更换敷料,更换次数根据切口分泌物来决定,保证敷料干燥,一旦敷料湿透及时更换。需要预防感染时,内敷料可预防性使用含银敷料,外敷料选择无菌纱布。如果伤口皮损面积较大,渗出分泌物多,建议使用负压引流装置。保证营养供给的同时,及时纠正低蛋白血症,既是治疗,也是术后伤口相关皮肤损伤的预见性护理措施。

4）各种部位的伤口要及时拆线：使用可吸收缝线的伤口无须拆线;面颈部 4～5 天;胸部、腹部、背部、臀部 7～10 天;会阴部 5～7 天;四肢 10～14 天,近关节处可适当延长拆线时间;尿道手术 10 天;对营养不良、切口张力较大者需要适当延长拆线时间,等待伤口修复平整后再拆线。

4. 外科造口的干预措施

(1) 造口袋更换流程:

1) 建议使用黏胶去除喷剂对固定造口袋敷料喷洒,然后轻柔地从上到下移去旧的造口袋。

2) 生理盐水清洁造口及其周围皮肤。

3) 测量造口大小并裁剪底盘开口,底盘开口比造口大 1～2 mm。

4) 将造口护肤粉均匀涂洒在造口周围皮肤上,将多余的浮粉扫去。

5) 造口周围皮肤上涂擦或喷皮肤保护膜,注意喷皮肤保护膜用棉签遮挡造口以免喷到造口导致造瘘口排不出大便。

6) 待干燥后,可在造口周围涂抹防漏膏,防漏膏宽度不超过 0.5 cm,避免防漏膏使用过多影响造口袋的粘贴。

7) 以造口为中心由内向外粘贴造口袋,手指沿着底盘由内至外圈按压底盘,使之更好地贴紧皮肤。

8) 粘贴后再以空心手掌捂住温热底盘 1～3 分钟,使底盘与皮肤贴合得更加牢固。

(2) 造口袋更换时间:

新生儿一般使用一件式造口袋,而一件式造口袋原

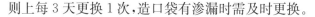

则上每 3 天更换 1 次,造口袋有渗漏时需及时更换。

（九）液体的评估

评估新生儿营养及水分的摄入是否满足身体需求。新生儿期手术带来的低血容量、组织损伤、低组织灌注、感染等都会影响新生儿机体的水电解质的平衡。需要详细准确记录出入量,以便报告医生及时调整治疗补液方案。积极纠正水电解质失衡,保证营养及水分供给。

1. 维持体液平衡

每天依据新生儿的日龄、孕周、体重和身体状况计算液体量,建议建立中心静脉通路。同时需要定期评估极低出生体重儿的体重、尿量、电解质平衡和机体的一般情况。

2. 计算出液量

在低出生体重儿中计算出液量特别重要。除正常出量外,存在较多异常额外丢失的液体量,如暴露脏器和缺损创面的不显性失水、暖箱温湿度不当带来的不显性失水、胃肠减压量、呕吐物、造口和肛门异常排出物、胸腹腔引流、伤口渗液、尿量、术后体液渗出和炎性肿胀等。记录这些出液量对于每天补液量的计算十分重要,才能给予低出生体重儿中合适的入量,一般静脉补充晶体溶液较多。术后尿量的计算对低出生体重儿亦十分关键,需要护士每班进行评估,每班至少计算一次,术后 24 小时内尿量应保持在 $1\sim2$ mL/(kg·d),24 小时后尿量应达到 >2 mL/(kg·d)。

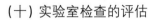

（十）实验室检查的评估

监测血气分析、血清尿素、血电解质、肝肾功能、血糖等都可以评估低出生体重儿的病情变化。测定凝血指标评估凝血功能的情况，凝血指标轻度异常定义为 PT 延长大于 3 秒但小于 1.5 倍正常参考值，或/和 APTT 延长大于 10 秒但小于 1.5 倍正常参考值；明显异常定义为 PT 或和 APTT 延长大于 1.5 倍正常参考值。止血是一个涉及促凝因子和抗凝因子相互作用的复杂生理过程。早期发现和解决早产儿围术期凝血功能异常的相关危险因素，对预防该系统的功能异常，减少出血有着重大意义。评估血常规指标，便于早期发现术后感染和贫血。评估血气分析数值，便于调整呼吸机参数和液体量（实验室检查相关内容详见第四章）。

第七节　各类风险评估

一、风险评估的内容

（一）新生儿烫伤

烫伤常见低热烫伤，低热烫伤又可称为低温烫伤。是由于皮肤长时间接触高于体温的低热物体而造成的烫伤。接触 70℃ 的温度持续 1 分钟，皮肤可能就会被烫伤；而当皮肤接触近 60℃ 的温度持续 5 分钟以上时，也有可能造成烫伤,这种烫伤就叫做低温烫伤。新生儿无烫伤风险预防意识,解剖与生理特点特殊,如护理人员或父母护理不善,烫伤的发生率就较高,且治疗难度较大。

（二）新生儿窒息

新生儿窒息(asphyxia of newborn)是指由于产前、产时或产后的各种病因,使胎儿缺氧而发生宫内窘迫或娩出过程中发生呼吸、循环障碍,导致生后1分钟内无自主呼吸或未能建立规律呼吸,以低氧血症、高碳酸血症和酸中毒为主要病理生理改变的疾病,严重窒息可以导致新生儿发生伤残或死亡。

（三）坠床

坠床是指从病床跌落的情形,坠床会加重新生儿的疾病程度或造成不必要的损伤,给患儿身心健康带来严重不利影响,并进一步加剧当前紧张的护患对立形势。新生儿科是一个高风险的科室,护理工作非常繁忙,患者多且大多数无父母陪护,医护人员紧缺,这些因素为护理安全埋下了隐患。需要加强安全管理,完善管理制度,预防措施到位,规范岗位职责和工作流程,使工作人员明确职责,无论做任何一项护理操作都要流程化、制度化。

（四）各种管道滑脱

各种管道是各种手术中或重症疾病治疗中常用的操作技术,能有效保障新生儿的正常通气、营养供给和疾病的观察,最终提高疾病预后质量。管道的意外滑脱不仅减缓疾病预后,使医疗费用增加,且反复的插管还可对患儿产生损伤,提高并发症发生及医疗风险。同时损伤还可能引起呕吐等不良反应,使患儿产生烦躁或疼痛,进一步提高置管和护理工作的难度。

二、风险评估的时机与预防措施

（一）新生儿烫伤

1. 沐浴时发生烫伤

（1）首先,不采用流动水洗澡,而是床旁擦浴,可以防止流动水洗澡对患儿造成的应激,同时有利于新生儿的康复。

（2）其次,为新生儿床旁擦浴时遵守操作流程,按规定调试水温,采用水温计测量水温,水温为38～40℃。

（3）最后,住院时间超过1个月的新生儿病情稳定时可采用盆浴,先放冷水,再放热水,护士应先试好水温,确定水温适合,采用水温计测量水温,水温为38～40℃。同时应在远红外保暖床上为患儿沐浴,防止沐浴时低体温的发生。

2. 保暖时发生烫伤

禁止采用热水袋以及暖宝宝等物品进行保暖,也禁止采用任何形式的保暖物品进行保暖。应该采用暖箱或远红外保暖,同时应监测暖箱或远红外温度,避免暖箱温度过高。暖箱及远红外超过使用年限后应及时予以报废。

3. 监护仪使用过程中发生的低温灼伤

（1）使用中的血氧饱和度探头应松紧适宜,每2小时更换监护仪探头的部位,更换时需检查监护仪探头部位的皮肤问题,避免局部皮肤的烫伤。

（2）严格交接班,仔细检查,血氧饱和度探头如有电线外露应及时予以更换。

（二）新生儿呕吐误吸引起窒息

（1）新生儿重症监护病房护士应具备较强的责任心和慎独精神,在工作中严格各项护理技术操作规程。

（2）喂奶时一定要由护理人员亲自喂,不能让新生儿自行吸吮;喂奶时,需观察患儿的面色、呼吸及血氧饱和度,如果患儿的血氧饱和度小于85%时,停止喂养,待患儿休息后,血氧饱和度上升至85%后再继续喂养。

（3）呛咳时抱起新生儿轻拍背部,于喂奶后半小时巡视患儿,将患儿头偏向一侧。

（4）喂奶后将新生儿置于右侧卧位,防止呕吐物呛入气道,同时可以促进胃排空。

（5）床旁备有吸引器,新生儿出现呕吐时,将患儿头偏向一侧,及时清除口腔及咽喉部的呕吐物。

（6）按时巡回,及时发现各种异常情况,及时处理。

（三）坠床

（1）将患儿置于暖箱、小床或远红外辐射台,需严密监测设备功能是否完好,有无存在安全隐患,一旦发现问题及时送修,不可坚持使用,防止发生意外。

（2）在暖箱内操作时,不打开暖箱的大门,只能开两扇小门;转身操作背对新生儿时,必须关上暖箱小门。

（3）打开暖箱门之后应及时关闭，避免新生儿发生坠床。

（4）对于烦躁的新生儿，做好安抚措施，并将患儿放置于暖箱内侧，以免患儿踢到暖箱门，病情平稳需出暖箱睡小床。

（5）怀抱新生儿时需随时随地注意防止患儿从早产包内滑出。

（6）更换床单位时需 2 人配合，不可将新生儿置于搁板上以防止坠地。

（7）暖箱两侧的袖套要旋紧。

（8）当评估新生儿体重增长，在普通小床上有坠床危险时，需及时更换成远红外辐射台或大的婴儿床。

三、各种管道滑脱的风险评估和预防措施

（一）气管插管

（1）用 2 根宽棉柔肤胶带交叉固定。

（2）用丝分带绕插管和颈部一圈固定。

（3）加强气道护理，防止痰液污染胶带。

（4）如胶带有痰液污染或松脱立即予以更换。

（5）保持新生儿安静体位舒适，必要时应用镇静剂，防止患儿躁动后脱管。

（6）床旁摄片时为了避免患儿气管插管脱出，应由专门负责拍片的护士做好协助，做到最后一个离开房间，最早一个回到房间。

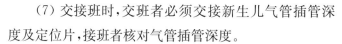

（7）交接班时,交班者必须交接新生儿气管插管深度及定位片,接班者核对气管插管深度。

（二）胃管

（1）每隔 5 天更换 1 次胃管。

（2）除无创辅助通气和鼻导管给氧新生儿、经鼻气管插管新生儿选择经口留置胃管,一般选择经鼻留置。

（3）胃管固定选择透明敷料,用 1/2 敷贴将胃管固定于脸颊,可选用 S 形固定,也可以采用透明敷贴联合防水胶布双固定。脸颊上应使用人工皮保护。

（4）妥善放置胃管,防止患儿抓脱胃管。

（5）如胃管敷贴有卷边及污染,应及时予以更换。

（6）新生儿如有烦躁应及时给予安慰。

（7）食管闭锁术后的新生儿禁止拔胃管,如有滑脱禁止插胃管。食管闭锁术后患儿的胃管固定时应用扎脐带的线取 2～3 股扎在离鼻部最近的胃管末端,将线的两端固定于患儿脸颊上,再贴上 HP 敷贴,胃管固定于脸颊再贴上 HP 敷贴,做到双重固定,脸颊上用人工皮保护皮肤。除了做胃管标签外还必须贴上红色标签以示提醒。

（8）交接班时需核对胃管深度,食管闭锁患儿需用尺测量胃管外露长度并记录。

（三）静脉输液管

（1）选择容易固定位置的静脉进行穿刺。

（2）穿刺后选用大小合适的透明敷料进行固定,固定前应充分待干,保证敷贴固定的效果。再用胶带进行固定,头皮针用 2 条胶带进行交叉固定。

（3）输液管放置合适位置,防止过分牵拉导致滑脱或断裂。

（4）及时巡回输液情况,如有胶带松脱及污染应及时更换。

（5）保证管道的通畅,开关暖箱门时注意勿夹住管道。

（四）动脉置管

（1）选择容易固定位置的动脉进行穿刺。

（2）穿刺后选用 HP 透明敷料进行固定。固定前应充分待干,保证敷贴固定的效果,再用胶带进行固定。

（3）淡肝素管维持液放置合适位置,防止过分牵拉导致滑脱或断裂。

（4）动脉留置的新生儿必须使用泵前注射器和微量泵前管维持淡肝素 24 小时输注。

（5）保持新生儿安静舒适,必要时妥善固定患儿双手,防止动脉管滑脱。

（6）特殊位置例如胫后动脉处需用纱布卷做固定,避免留置针被新生儿蹬脱。

（7）床旁摄片时,由专门负责拍片的护士做好协助,最后一个离开房间,最早一个回到房间,防止动脉管滑脱。

（8）及时巡回观察动脉穿刺点和管道置管通畅情况,如穿刺点红肿、渗血或管道有堵塞或滑脱及时处理。

（五）PICC 管

（1）PICC 敷贴应为 HP 特黏敷贴，可以固定牢固不易脱出，圆盘处需固定在敷贴内中心区域，否则易脱出。

（2）PICC 因管径细，易断裂，故应及时巡回观察，观察敷贴下有无营养液漏出，及时予以拔管。

（3）每班测量腿围或臂围，观察 PICC 管敷贴情况，如有卷边或污染、潮湿需及时予以更换。

（4）妥善固定下肢的 PICC 管道，必须做双重固定，防止过分牵拉导致滑脱或断裂。

（5）避免双腔管卡在暖箱或棉包包的边缘，导致牵拉引起滑脱或断裂。

（6）保持新生儿安静，如患儿哭吵，必须及时安抚，避免 PICC 管道滑出。

（六）胸腔引流管

（1）穿刺后予以缝线固定导管。

（2）在胸腔引流管外露的末端用画上红色标记的胶布绕一圈，交接班时需核对置管深度。

（3）伤口处使用银离子敷料包裹并贴上水胶体敷料，然后将胸腔闭式引流管用宽棉柔肤胶带固定于水胶体敷料上，并做好双重固定，注意保持一定的松度，防止过分牵拉及打折。

（4）妥善固定新生儿的体位，防止躁动，必要时可用镇静剂。

（5）及时观察新生儿胸腔引流管的通畅情况，定时挤压管道,防止堵塞。如伤口渗血渗液明显,应及时予以更换银离子及水胶体敷料。

(6) 搬运新生儿过程中注意两把血管钳夹闭引流管,同时防止血管钳过重引起引流管滑脱。

(7) 夹管时可反折管道之后采用胶布固定于前胸壁。

(七) 导尿管

(1) 用透明敷料将导尿管头端固定于新生儿外阴处。

(2) 用宽棉柔肤胶带将导尿管固定于新生儿大腿内侧,一般选用高举平台法,预留足够的长度。

(3) 用绳子将集尿袋固定于暖箱或小床上,注意低于新生儿身体。

(4) 保持新生儿安静,防止意外脱管。

(5) 及时巡回,如发现胶带或敷贴有松脱应及时予以更换。

(八) 鼻氧管

(1) 每 7 天更换 1 次鼻氧管。

(2) 鼻氧管固定选择透明敷料,用 1/2 敷贴将鼻氧管固定于两侧脸颊,脸颊上应使用人工皮保护,再用大 H 形人工皮固定鼻氧管,以防止鼻氧管的鼻塞滑出鼻孔外。

(3) 妥善放置鼻氧管,防止新生儿抓脱。

(4) 如鼻氧管敷贴有卷边及污染,应及时予以更换。

(5) 新生儿如有烦躁应及时给予安慰。

(九) 空肠营养管、胃造瘘管

(1) 伤口处发红或肿胀时可先用银离子敷料覆盖在

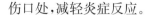

伤口处,减轻炎症反应。

（2）空肠营养管管子外露的末端用红色油性笔作一记号,然后用人工皮或水胶体敷料贴于伤口处,再将外露的管子用 HP 透明敷贴固定于患儿腹部。

（3）胃造瘘管使用专用的无菌纱布贴于伤口处,再将固定夹固定外露的管子于患儿腹部。

（4）交接班时,仔细查看导管固定是否妥当,敷料有无潮湿,如有异常及时更换。

（5）新生儿如有烦躁应及时给予安慰。

（十）负压球

（1）用 HP 透明敷贴将负压引流管固定于新生儿的腹部,伤口处可用银离子敷料覆盖,管子外露的末端用红色油性笔作一记号,一般选用高举平台法,预留足够的长度,腹部皮肤可贴人工皮予以保护。

（2）保持新生儿安静,防止意外脱管。

（3）及时巡回,如发现胶带或敷贴有松脱应及时予以更换。

（朱晓婷　唐　熙）

参考文献

［1］CAROLE KENNER JUDY WRIGHT LOTT. Assessment of the Newborn and Infant. Comprehensive neonatal nursing care,fifth edition. NEW YORK:SPRINGER PUBLISHING COMPANY, 2013:71‑112.

［2］张玉侠.实用新生儿护理学.北京:人民卫生出版社,2015:

109－331.

［3］邵肖梅，叶鸿瑁，邱小汕.实用新生儿学(第五版).北京：人民卫生出版社，2019：59－63.

［4］MATTHEW J. BIZZARRO. Optimizing Oxygen Saturation Targets in Extremely Preterm Infants（2018）. https：//jamanetwork. com/by a Fudan University User on/2020/11/04.

［5］LESLIE A. PARKER，ARNP（NNP－BC），et al.Comparison of Neonatal Nursing Practices for Determining Feeding Tube Insertion Length and Verifying Gastric Placement With Current Best Evidence. Advance in Neonatal care，2018，18(4)：307－317.

［6］HERBERT I. FRIED，BARNETT R. NATHAN，A. Shaun Rowe. The Insertion and Management of External Ventricular Drains：An Evidence-Based Consensus Statement. Neurocritical Care，2016，24：61－81.

［7］KEVIN HUGIL L. Vascular access in neonatal care settings：selecting the appropriate device. British Journal of Nursing，2016，7(14)：171－175.

［8］MOHAMED SHALABI，MOHAMED ADEL，EUGENE YOON，et al. Risk of Infection Using Peripherally Inserted Central and Umbilical Catheters in Preterm Neonates. Pediatrics，2017，136(6)：1073－1080.

［9］胡晓静，张玉侠，顾莺，等.儿童血管通路专业组的建立与实践.护理学杂志，2018，3(33)：6－8.

［10］《中国循证儿科杂志》编辑委员会，新生儿医源性皮肤损伤的评估要点和预见性护理的专家共识工作组.新生儿医源性皮肤损伤的评估要点和预见性护理的专家共识.中国循证儿科杂志，2020.15(3)：228－232.

［11］Chen Y，Bai J. Reliability and validity of the Chinese version of the Readiness for Hospital Discharge Scale-Parent Form in parents of preterm infants. Int JNursSci，2017，4（2）：88－93.

［12］SUMPELMANN R，BECKE K，BRENNER S，et al. Perioperative intravenous fluid therapy in children：guidelines from the Association of the Scientific Medical Societies in Germany. Paediatr Anaesth. 2017，27(1)：10－18.

［13］ILONA RAZLEVICE，DANGUOLE C. RUGYTE，LORETA STRUMYLAITE，et al. Assessment of risk factors for cerebral oxygen desaturation during neonatal and infant general anesthesia. BMC Anesthesiology，2016，16：107－115.

［14］Wenjie Guo，Xinmei Liu，Xue Zhou，et al. Efficacy and safety of combined nonpharmacological interventions for repeated procedural pain in preterm neonates：a systematic review of randomized controlled trials. International Journal of Nursing Studies（2019），doi：https://doi. org/10. 1016/j. ijnurstu. 2019. 103471.

［15］左云霞,朱波,庄蕾,等.小儿围术期液体和输血管理指南(2017 版). http://www. csaol. cn/a/xuehuigongzuo/linchuangzhinan/ 2017/12/14.

［16］《临床儿科杂志》编辑委员会,中华医学会肠外肠内营养学分会儿科协作组,中华医学会儿科学分会新生儿学组.中华医学会小儿外科学分会新生儿学组.中国新生儿营养支持临床应用指南.临床儿科杂志,2006,24(8)：692－695.

［17］宋涛,沈杰,蔡惠凤.保温干预对新生儿腹部手术围术期体温的影响分析.实用临床护理学杂志,2017,2(41)：8－11.

［18］黄儒,晏胜兰,高小阳.综合护理管理在胎儿新生儿消化系统疾病围术期的应用效果.护理研究,2017,24(4)：177－181.

第三章

常用的新生儿评估工具

第一节　早期预警评估工具

通过有效的监护可以避免约 2/3 的婴儿死亡,推荐使用早期预警评分系统(early warning score system,EWS)来辅助医护人员快速识别危重症或潜在危重症新生儿。

2013 年,Holme 等在参考 2010 年新生儿生命支持指南及美国国家临床产后保健指导的基础上,针对新生儿设计了一款新生儿预警评分量表(neonatal trigger score,NTS)(表 3-1)。

该量表包括 5 个基本指标:体温、心率、呼吸频率、呼吸窘迫、意识。对于有血糖异常既往史或高危因素的新生儿还增加了 1 个额外的客观测量指标——餐前血糖水平。每项赋值 0～3 分,总分 15 分。评分为 0 分,表明患儿状况较为稳定。评分为 1 分时则应通知医生并密切观察。评分为 2 分时表明患儿存在转入新生儿重症监护室(NICU)的可能(敏感度－79.3％,特异度－93.5％)。评分≥2分意味着有增加重症监护的需要(OR 48.7,95％CI 27.5～86.3),并且有增加静脉液体的需求(OR 48.1,95％CI 23.9～96.9),以及需要辅助正压通气的支持(OR 29.5,95％CI 6.93～125.8)(表3-2)。

表3-1　新生儿预警评估量表(NTS)

观察指标	0分	1分	2分	3分
体温/℃	36.0～37.4	37.5～38	<36.0 或 >38.0	
心率/(次/分)	100～159	160～179 或 80～99	180～219	<80 或 >220
呼吸/(次/分)	31～50	20～30 或 51～70	>70	<20
呼吸窘迫	无		有	
意识状态	清醒/睡眠	激惹/昏睡		无反应
餐前血糖/ (mmol/L)可选	2.0～5.9	1.1～1.9 或 >6.0	<1.0	

引自:Holme H, R Bhatt, M Koumettou, et al. Retrospective evaluation of a new neonatal trigger score[J]. Pediatrics, 2013, 131(3):e837-842.

表3-2　新生儿预警评估量表评分处理措施

得　　分	措　　施
0	继续监测
1	提高监测频率并告知医生
≥2	立即通知医生,建议收治NICU
任一单项≥3分	立即通知医生进行抢救

引自:Holme H, R Bhatt, M Koumettou, et al. Retrospective evaluation of a new neonatal trigger score[J]. Pediatrics, 2013, 131(3):e837-842.

该量表测评指标均为较易获得的新生儿客观生理指标,在反映新生儿之间的生理状态偏差的同时,具有对医疗设备依赖性小,方便、快速等特点,便于医护人员在床旁快速评估,每班评估一次和病情发生变化时评估。按照评估总分具体处理措施如下:

0分:继续观察。

1分:警惕败血症或 NEC 等;行部分筛查,如血气分析+CBC+CRP+餐前血糖,如有异常,则酌情完善血培养、尿培养、胸腹片等检查,同时上报主治医生(夜间上报总住院)和护理组长,考虑使用抗生素。

2分:考虑败血症或其他感染,完善检查,包含血气分析+CBC+CRP+餐前血糖+血培养+尿培养,必要时胸腹联片,同时上报主治医生(夜间上报总住院)和护理组长,使用抗生素。

3分及3分以上:警惕败血症及感染性休克等严重合并症,即刻上报上级医生和护理组长,完善检查,包含血气分析+CBC+CRP+餐前血糖+血培养+尿培养+凝血功能+胸腹联片,使用强效抗生素治疗,评估有无休克表现,积极处理合并症。

第二节　疼痛评估工具

疼痛作为继体温、脉搏、呼吸、血压四大基本生命体征后的第五大体征,已经受到越来越多的关注。大量研究表明,无论是足月儿还是早产儿,在离开母亲子宫后均已经具有感受疼痛的能力,并且对疼痛的敏感程度要远高于年长儿。对于住院新生儿来说,其在住院期间需要接受大量的侵入性操作,如外周静脉留置针、足跟采血、留置胃管、气管插管、腰椎穿刺等,均会引起疼痛,这些疼痛会对新生儿的生长带来近期及远期的不良影响。

对感知及语言表达能力缺乏而不能准确表达疼痛的新生儿应使用观察性疼痛评价量表,只能通过观察疼痛相关行为(姿势、活动、哭闹、喂养和睡眠等)、生理体征(心动过速、高血压、出汗等)和血氧饱和度来判断其疼痛严重程度。使用最多的 3 个疼痛评价量表为视觉模拟评分(VAS,26.6%)、FLACC 疼痛评价量表(FLACC,9.3%)和新生儿疼痛评价量表(NIPS,6.9%)。其中,新生儿疼痛评价量表中使用频率最高的 3 个量表为 NIPS、新生儿急性疼痛评价量表(DAN)和新生儿面部编码系统(NFCS);早产儿使用频率最高的 2 个量表为新生儿面部编码系统(neonatal facial coding system,NFCS)和早产儿疼痛评估量表(premature infant pain profile,PIPP),最常用的是早产儿疼痛评估量表(PIPP)。

新生儿疼痛测量评估工具以量表为主,分为一维性和多维性两类,一维性量表条目仅涉及行为性指标一个维度;多维性指标包含条目涉及生理、行为等多个维度的综合评估。目前学者们普遍认为多维性疼痛测评工具较一维疼痛测评工具准确性更高,但由于多维测评工具条目较为复杂,临床应用时较为耗时。然而,近期研究发现,一维测评工具中的"新生儿面部编码系统(NFCS)"与多维测评工具中的"早产儿疼痛评分简表(PIPP)"相比,灵敏度更高。

一、新生儿面部编码系统

新生儿面部编码系统(neonatal facial coding system,NFCS)用于评估早产儿和新生儿疼痛。NFCS有10项:皱眉;挤眼;鼻唇沟加深;张口;嘴垂直伸展;嘴水平伸展;舌呈杯状;下颌颤动;嘴呈"O"形;伸舌(只用于评估早产儿)。如果患儿无以上各项表现,为0分,有其中1项为1分。NFCS的总分为10项之和,最低为0分,早产儿最高为10分(因"伸舌"只用于评估早产儿),分值愈高表示疼痛愈严重。

二、早产儿疼痛评估量表

(一)疼痛评估量表的评分

早产儿疼痛评估量表(premature infant pain profile,PIPP)的总分为7项之和,最低为0分,最高为21分。评分<6分为轻微或没有疼痛;评分为6~12分为轻度-中度疼痛;评分>12分为中度-重度疼痛。轻度-中度疼痛的护理措施一般采用非药物性镇痛;重度疼痛的措施除非药物性镇痛外,还会采取药物镇痛,药物镇痛1小时后需要再次进行疼痛评估。分值大于 6 分以上的表示存在中度疼痛,要立即告知医生;分值大于 12 分表示存在重度疼痛,得分越高,疼痛越显著(表 3-3)。

表 3-3 早产儿疼痛评估量表

项 目	0分	1分	2分	3分
胎龄	≥36 周	32～35 周	28～31 周	≤28 周
行为状态	活动/觉醒,双眼睁开,有面部活动	安静/觉醒,双眼睁开,无面部活动	活动/睡眠,双眼闭合,有面部活动	安静/睡眠,双眼闭合,无面部活动
心率最大值	增加 0～4 次/分钟	增加 5～14 次/分钟	增加 15～24 次/分钟	增加 ＞25 次/分钟
血氧饱和度最低值	降低 0～2.4%	降低 2.5%～4.9%	降低 5%～7.4%	降低 7.5% 以上
皱眉动作	无(＜观察时间的 9%)	轻度(观察时间的 10%～39%)	中度(观察时间的 40%～69%)	重度(＞观察时间的 70%)
挤眼动作	无(＜观察时间的 9%)	轻度(观察时间的 10%～39%)	中度(观察时间的 40%～69%)	重度(＞观察时间的 70%)
鼻沟加深	无(＜观察时间的 9%)	轻度(观察时间的 10%～39%)	中度(观察时间的 40%～69%)	重度(＞观察时间的 70%)

引自：Stevens B, C Johnston, P Petryshen, et al. Premature Infant Pain Profile：development and initial validation[J]. Clin J Pain, 1996, 12(1)：13-22.

(二)根据疼痛评估量表的具体评估方法

(1)护士对住院患儿入院即刻使用《新生儿疼痛评估量表》进行首次疼痛评估,根据量表的内容逐条进行评估。

（2）首次评估之后,护士每天应常规每 6 小时评估 1 次。当患儿接受有创操作(如 PICC 置管、气管插管、腰椎穿刺、胸腔穿刺等)前后均需要给予疼痛评估,评估出有疼痛风险时要及早干预。

（3）每次评估的疼痛评估分数记录于护理记录单上。

（4）疼痛评分及时与医生沟通,轻-中度疼痛考虑非药物性镇痛(如分散注意力、音乐、安抚、安慰奶嘴、袋鼠式护理、母乳喂养等);中度-重度疼痛除了以上措施外可考虑使用芬太尼等药物镇痛。

第三节　喂养评估工具

新生儿的喂养评估方法常用量表来评估,包括新生儿口腔运动评定量表和早产儿经口喂养准备度评估量表。

一、新生儿口腔运动评定量表

新生儿口腔运动评定量表(neonatal oral motor assessment scale,NOMAS)由 Braun 等于 1986 年研制,后经 Palmer 等予以修订。该工具通过直接或间接(录像)方法观察新生儿的进食行为,从而评估新生儿口腔运动功能。量表共 28 个条目,分别对下颌开闭速率、节律、一致性(14 个条目)以及舌运动方向、范围和速率(14 个条目)6个方面进行评估,并将吸吮形态划分为正常(10个条目)、失调(8个条目)和障碍(10个条目)3种形态(见表2-10)。正常吸吮模式采用3级评分法,针对每个条目,无正常吸吮脉冲出现为0分,正常吸吮脉冲数<总吸吮脉冲数50%为1分,正常吸吮脉冲数≥总吸吮脉冲数50%为2分;正常吸吮评分介于1~20,分数越高表明吸吮功能越好。吸吮紊乱和障碍模式采用2级评分法,针对每个条目,不出现此异常吸吮特征为0分,出现此异常吸吮特征为1分;吸吮紊乱评分介于1~8,吸吮障碍评分介于1~10,分数越低表明吸吮功能越好(表3-4)。

表3-4 新生儿口腔运动评定量表

下 颌		
正 常	失 调	障 碍
1. 吸吮时下颌上下运动的幅度一致 2. 每个吸吮脉冲有相同的吸吮次数,3~5次/脉冲,停顿时间和脉冲时间相等,停顿期间进行呼吸和(或)吞咽 3. 当奶嘴合适的放进去的时候,婴儿有吸吮动作产生 4. 下巴运动节律为非营养型吸吮为2次/秒,营养型吸吮为1次/秒 5. 舌头和下巴能恰当地含住奶嘴进行吸吮	1. 吸吮时下颌上下运动的幅度不一致 2. 每个吸吮脉冲的吸吮次数不同 3. 开始喂养困难,有以下3种情况: ① 不能含住奶嘴 ② 开始时观察到微小的震动 ③ 较大刺激才能使其对奶嘴有反应 4. 和胎龄不合适的吸吮模式	1. 下颌运动范围过大不能含住奶嘴,能看见舌头与奶嘴之间的空隙;下颌运动过小;下颌运动受限 2. 下颌运动不对称 3. 没有吸吮 4. NNS和NS节律无变化
正常形态得分 _____	失调形态得分 _____	障碍形态得分 _____

（续表）

舌　头		
正　常	失　调	障　碍
1. 吸吮时舌头保持卷曲状 2. 舌头运动为前后方向,顺序为向前-上抬-回缩 3. 舌头运动有节律 4. 舌头运动节律:非营养型吸吮为 2 次/秒,营养型吸吮为 1 次/秒 5. 能将奶吸入到咽部进行吞咽	1. 舌头伸出嘴唇外,但是不影响吸吮的节律 2. 每个吸吮脉冲的吸吮次数不同 3. 由于以下原因不能保持同样的吸吮模式 2 分钟 　① 对刺激习惯以至于没有反应 　② 不能协调呼吸 　③ 疲劳 4. 鼻翼扇动、头部扭转或者与喂养不相关的运动,提示吸吮吞咽呼吸不协调	1. 舌头是平的,不会形成凹槽 2. 舌头回缩,抵住上颚 3. 舌头运动不对称 4. 奶嘴放进之前或之后舌头伸出嘴唇外 5. 舌头没有运动
正常形态得分 ＿＿＿＿	失调形态得分 ＿＿＿＿	障碍形态得分 ＿＿＿＿

引自:张崇芳. 新生儿口腔运动评估量表的临床测量学特性研究[D].重庆医科大学,2013.

由通过 NOMAS 网上培训的专门人员进行评估,首次进行经口喂养前需要评估,喂养困难者喂养时观察喂养最初 2 分钟的喂养行为。

二、早产儿经口喂养准备度评估量表

早产儿经口喂养准备度评估量表(preterm infant oral feeding readiness assessment scale, PIOFRA scale)由 Cristina 等于 2007 年研制,是判断早产儿是否可以进行经口喂养的良好工具。由纠正胎龄、行为状态、口型、口腔反射、非营养吸吮 1 分钟共 5 个维度 18 个条目构成,每个条目计分范围为 0～2 分,各条目相加为总分,最高分为 36 分,评估结果作为是否经口奶瓶喂养参考(表 3－5)。

表 3－5　早产儿经口喂养准备度评估量表

项目(分值)		2 分	1 分	0 分
纠正胎龄		34 周	32～34 周	≤32 周
行为	行为状态	清醒	半清醒	睡眠
	全身姿势	屈曲	部分屈曲	伸展
	肌张力	正常	部分正常	亢进
				减弱
口型	唇型	紧闭	半张	全张
	舌型	平		舌尖抬高
				凸起
				缩回
口腔反射	觅食反射	正常	较弱	无反应
	吸吮反射	正常	较弱	无反应
	咬合反射	存在	强化	无咬合
	咽反射	存在	前区存在或敏感	无反应
非营养性吸吮1分钟	舌运动	正常	异常	无运动
	舌包裹	正常	异常	无运动
	下颌运动	正常	异常	无运动
	吸吮力	强	弱	无反应
	吸吮暂停	5～8 次	＞8 次	＜5 次
	吸吮节律性	有节律	无节律	无吸吮
	吸吮过程中清醒状态的维持	一直清醒	部分时间清醒	不清醒
	评估过程中的压力体征	唾液积聚(　)　　姿势改变(　)　　屏气(　) 鼻翼扇动(　)　　舌头或下颌颤动(　) 肌张力变化(　)　　肤色改变(　) 打嗝(　)　　哭闹(　)		

引自:仝慧茹.早产儿准备经口喂养评估量表的信效度评价及应用研究[D].南方医科大学,2013.

118

　　根据量表的内容逐条进行评估,在喂奶前 15 分钟,早产儿安静状态下,测评者通过视觉、听觉和触觉刺激促进早产儿觉醒。非营养性吸吮时间控制在 1 分钟。其中吸吮和咬合反射、非营养性吸吮等条目由测评者用彻底清洗的小手指(指甲简短平指端)进行测评。

三、新生儿肠内营养监测表

　　通过胃肠道提供营养,无论是经口喂养还是管饲喂养均称为肠内营养(enteral nutrition,EN)。经肠道喂养达到 439.3~543.9 kJ/(kg·d),大部分早产儿体重增长良好。新生儿需提高能量供应量[约 627.6 kJ/(kg·d)]才能达到理想体重增长速度。对于肠内营养的摄入是否能满足新生儿的生理需求量需要定期监测及时调整配制方案,具体监测项目详见肠内营养监测表(表 3-6)。

表 3-6　新生儿肠内营养监测表

监测项目	具体内容	开 始 时	稳 定 后
摄入量	能量[kJ/(kg·d)] 蛋白质[g/(kg·d)]	每天 1 次 每天 1 次	每天 1 次 每天 1 次
喂养管	喂养管位置 鼻腔/口腔护理 胃/空肠造瘘口护理	每 8 小时 1 次 每 8 小时 1 次 每天 1 次	每 8 小时 1 次 每 8 小时 1 次 每天 1 次
临床症状/ 体征	胃潴留 大便次数/性质 呕吐 腹胀	每次喂养前 每天 1 次 每天 1 次 每天 1 次	每次喂养前 每天 1 次 每天 1 次 每天 1 次

（续表）

监测项目	具体内容	开 始 时	稳 定 后
生长参数	体重(kg)	每天1次至隔	每周2次至每周3次
	身长(cm)	天1次	每周1次
	头围(cm)	每周1次	每周1次
		每周1次	
体液平衡	出入量	每天1次	每天1次
实验室检查	血常规	每天1次	每周1次
	肝功能	每周1次	隔周1次
	肾功能	每周1次	每周1次
	血糖	每天1次至每	需要时(调整配方后
	尿糖(无法监测血糖	天3次	或出现低/高血糖)
	时)	同上	同上
	电解质	需要时	需要时
	粪常规＋隐血试验	需要时	需要时
	大便 pH	需要时	需要时
	尿比重	需要时	需要时

引自：张玉侠.实用新生儿护理学[M].北京：人民卫生出版社,2015：688.

第四节　营养评估工具

常见的新生儿营养评估方法有生长曲线图和新生儿营养风险筛查量表两种。

一、生长曲线图

常用的生长曲线有 Fenton 2013 生长曲线以及

WHO生长曲线,测量早产儿身长、体重、头围,将以上信息绘入对应性别的曲线图中,描计出早产儿的生长曲线。曲线在10%～90%范围内,则认为早产儿的生长在正常范围内,＜10%则要考虑体重增长缓慢,营养不良等问题。

二、新生儿营养风险筛查量表

STRONGkids(Screening Tool for Risk On Nutritional status and Growth)和儿童营养不良评估量表(screening tool for the assessment of malnutrition in paediatrics, STAMP)是在儿童中应用较为广泛的两个营养评估量表,虽然不适用于早产儿营养评估,但其评估内容仍具有一定的借鉴指导意义。STRONGkids评估内容涉及主观临床评估、营养不良高风险疾病、营养的摄入及丢失、体重减轻或增加不良四个维度;STAMP评估内容涉及影响营养状况的临床诊断、营养摄入状况以及身长、体重等方面。在此基础上我国学者进行了进一步的研究,通过德尔菲法制订出新生儿营养风险筛查量表(表3-7),但此表目前尚未进行多中心大样本的临床验证。

表3-7　新生儿营养风险筛查量表

姓名:	出生日期:	筛查日期:
床号:	胎龄:	签名:
性别:	出生体重:	体重:

条 目		指 标	分 值	评 分		
I 出生情况	胎龄	● ≥22 周且≤28 周	4			
		● ≥28 周且≤32 周	3			
		● ≥32 周且≤37 周	2			
	出生体重	● <1 000 g	4			
		● 小于胎龄儿(<P10th)	3			
		● ≥1 000 g 且≤1 500 g	2			
		● ≥1 500 g 且≤2 500 g ● 大于胎龄儿(>P90th)	1			
II 体重变化		● 体重减少>15%	4			
		● 体重减少>10%	3			
		● >第 2 周,体重增长 　<10 g/(kg·d) ● 第一周末至第二周末, 　体重下降/无增加	2			
III 营养摄入方式		● 完全肠外营养	3			
		● 部分肠外营养	2			
		● 管饲	1			
IV 疾病诊断	消化系统疾病	● 坏死性小肠结肠炎 ● 消化道先天性畸形	4			
		● 反复腹泻 ● 胃肠穿孔	3			
		● 牛乳蛋白过敏过 ● 胃食管反流	2			
		● 重度感染(肺炎、败血症)	2			
	其他疾病	● 支气管肺发育不良 ● 急需手术的疾病或外伤 ● 先天性心脏病	1			

（续表）

条　目		指　　标	分　值	评　分			
Ⅳ疾病诊断	其他疾病	● 糖代谢紊乱（低血糖症、高胰岛素血症） ● 呼吸窘迫综合征 ● 低钾血症/低钙血症 ● 脑损伤/颅内出血/脑室周围白质软化 ● 缺氧缺血性脑病 ● 高胆红素血症	1				
			总分				

引自：李语薇.新生儿营养风险筛查工具的构建与临床应用研究[D].重庆医科大学,2017.

（一）使用说明

（1）该筛查工具需结合 2013 年修订的 Fenton 生长曲线图使用。

（2）量表分为表头和量表主体两个部分，其中表头的内容为基本信息。量表主体有Ⅰ、Ⅱ、Ⅲ、Ⅳ共 4 个条目，31 个指标；在整个量表右侧有 4 列空白格，为记录新生儿期 4 次（每周）评估的分数和其他基本信息。Fenton 曲线图下附有身长、头围、体质量的空表，以作监测之用。

（3）维度Ⅰ、Ⅱ、Ⅲ、Ⅳ的最高分依次为 4 分、4 分、3 分、4 分，最低分依次为 1 分、2 分、1 分、1 分，量表的分值区域为 0～15 分，得分计算方法为 4 个维度所得分值相加。

（4）根据曲线图对指标"小于胎龄儿（＜P10[th]）"和"大于胎龄儿（＞P90[th]）"进行判定。

（5）新生儿从出生起至出院每周筛查一次。

(二) 计分原则

1. 不重复计分原则

同一维度内不重复计分,取最高分值指标计分,即满足同一维度内多个指标只记一次最高分值指标得分。

2. 量表中没有的指标评分原则

a. 维度 Ⅰ～Ⅲ：在进行这三项评分时,对于量表中没有的指标,计 0 分。b. 维度 Ⅳ：依据医生诊断。如果与罗列疾病相同就按相同指标计分,如不同则向表中罗列的相应风险等级的疾病靠拢计分。

3. 营养风险判断标准

总分≥8 分为高风险；≥4 分且<8 分为中风险；<4 分为低风险。

第五节　坏死性小肠结肠炎高危人群评估

坏死性小肠结肠炎(necrotizing enterocolitis, NEC)是早产儿期的一种严重威胁早产儿生命的疾病,也是新生儿重症监护病房(neonatal intensive care unit, NICU)最常见的胃肠道急症。该症以腹胀、呕吐、腹泻、便血甚至休克及多系统器官功能衰竭为主要临床表现,腹部 X 片是诊断 NEC 的重要辅助手段。根据美国数据, NEC 的发生平均增加了住院时间 22～60 天,同时增加了住

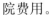

院费用。

照护患有 NEC 风险新生儿的最大挑战之一是该病通常发病突然且无法预测,NEC 的初步临床症状可能是模糊和非特异性的,因此很容易被忽视或误解。护理有NEC 风险的新生儿时,护士能够敏锐地意识到与 NEC的发病和进展相关的护理评估是非常重要的。

一、NEC 临床症状评估

（一）非特异性和特异性症状和体征

非特异性症状和体征包括体温不稳定、呼吸暂停、心动过缓、氧饱和度降低、嗜睡,以及血糖不稳定、低钠血症和凝血异常等。特异性症状和体征包括呕吐、胃潴留、腹胀、血便等表现。该疾病发病过程的严重阶段包括低血压、心动过缓、严重呼吸暂停的组合,合并呼吸和代谢性酸中毒,凝血异常和中性粒细胞减少症（表 3 - 8）。

表 3 - 8　坏死性小肠结肠炎相关的症状和体征评估

全身一般情况 体温	心血管和呼吸系统 情况生命体征	胃肠道情况 喂养不耐受
● 体温不稳定 ● 额外的热辐射要求行为 ● 昏睡 ● 易怒躁动	● 呼吸暂停 ● 心动过缓 ● 氧饱和度下降需要呼吸支持 ● 低血压	● 呕吐 ● 胃潴留增加 ● 抽出胆汁 腹部检查 ● 肠鸣音减弱或消失 ● 腹围增加 ● 肠管扩张,存在肠袢 ● 腹部肿块,右下腹部 大便的频率和特点

（续表）

全身一般情况 体温	心血管和呼吸系统 情况生命体征	胃肠道情况 喂养不耐受
		• 大便次数（或）特征的变化 • 大便隐血试验阳性

引自：KATHERINE E. GREGORY，CHRISTINE E. DEFORGE，KRISTAN M. Natale，et al. Necrotizing Enterocolitis in the Premature Infant[J]. Advances in Neonatal Care，2011，11(3)：155-164.

（二）实验室检查

1. 血常规

检查结果多表现为感染特性，如白细胞计数异常升高或降低，粒细胞核左移，进展性的血小板减少、粒细胞总数和淋巴细胞计数均不同程度减少，而C反应蛋白水平持续升高，是患 NEC 的新生儿病情严重和进展的重要指标。

2. 血气分析和电解质测定

可了解患 NEC 的新生儿的电解质紊乱和酸中毒程度，指导液体和静脉营养液的补充治疗。

3. 粪便检查

可见外观色深，隐血试验结果呈阳性，镜检可见数量不等的白细胞和红细胞。大便细菌培养以大肠埃希菌，阴沟肠杆菌和铜绿假单胞菌多见。

4. 血培养

如培养出的细菌与粪培养一致，则对于明确 NEC 病因具有一定意义。

（三）肠道症状

NEC的肠道征兆,无论是疾病进展的早期还是晚期,都包括胃潴留的增加、胃内抽吸物(含胆汁)、腹胀、呕吐、潜血阳性大便、肠鸣音缺失、腹部压痛和右下腹肿块。临床上目前多采用修正 Bell‐NEC 分级标准(表 3‐9 和表 3‐10)。

表 3‐9　NEC 修正 Bell 分期标准

分　　期	全身症状	胃肠道症状	影像学检查	治　　疗
ⅠA 疑似 NEC	体温不稳定、呼吸暂停、心动过缓和嗜睡	胃潴留、轻度腹胀、大便潜血阳性	正常或肠管扩张、轻度肠梗阻	绝对禁食,胃肠减压,抗生素治疗 3 天,等候病原结果
ⅠB 疑似 NEC	同ⅠA	直肠内鲜血	同ⅠA	同ⅠA
ⅡA 确诊 NEC(轻度)	同ⅠA	除以上症状外肠鸣音消失,和(或)腹部触痛	肠管扩张、梗阻、肠壁积气征	同ⅠA 绝对禁食,如 24～48 小时培养无异常,应用抗生素 7～10 天
ⅡB 确诊 NEC(中度)	除ⅡA症状外,轻度代谢性酸中毒,轻度血小板减少	同ⅡA,肠鸣音消失,腹部触痛明显和(或)腹壁蜂窝组织炎或右下腹包块	同ⅡA,门静脉积气和(或)腹水	同ⅡA,绝对禁食,补充血容量,治疗酸中毒,应用抗生素 14 天
ⅢA NEC 进展(重度,肠壁完整)	除ⅡB症状外,低血压,心动过缓,严重呼吸暂停,混合性酸中毒,DIC,中性粒细胞减少,无尿	同ⅡB,弥漫性腹膜炎、腹胀和触痛明显,腹壁红肿	同ⅡB,腹水	同ⅡB,补液 200 mL/kg,应用血管活性药物,机械通气,腹腔穿刺,保守治疗 24～48 小时无效,手术

（续表）

分　期	全身症状	胃肠道症状	影像学检查	治　疗
ⅢB NEC 进展（重度，肠壁穿孔）	除ⅢA症状外，病情突然恶化	同ⅢA腹胀突然加重	同ⅡB，腹腔积气	同ⅢA，手术

引自：KATHERINE E. GREGORY, CHRISTINE E. DEFORGE, KRISTAN M. Natale, et al. Necrotizing Enterocolitis in the Premature Infant[J]. Advances in Neonatal Care, 2011, 11(3): 155 - 164.

表 3 - 10　BELL 分期

疑诊期（Ⅰ期）	确诊期（Ⅱ期）	进展期（Ⅲ期）
有任一个围生期窘迫因素	1个或1个以上围生期窘迫因素	1个或1个以上围生期窘迫因素
全身表现：体温波动、嗜睡、呼吸窘迫、心率缓慢等	Ⅰ期的症状和体征加上持续隐性或显性肠道出血、明显腹胀	存在Ⅱ期的症状和体征加上生命体征恶化、感染性休克、胃肠道大量出血
胃肠道症状：纳差、胃残留量增加、呕吐（胆汁样或隐血阳性）、轻度腹胀、粪便潜血阳性（排除肛裂）、通过细菌培养、电解质分析、母亲病史、凝血检查、造影等排除其他疾病	腹部X线提示腹胀伴肠梗阻；小肠分离；肠壁水肿或腹腔积液，固定或僵硬的肠管、肠壁积气、门静脉积气	腹部X线除有Ⅱ期的表现外有气腹征

引自：陈小慧，余章斌，李亚琴，韩树萍.美国极低出生体质量儿坏死性小肠结肠炎管理指南[J].实用儿科临床杂志，2012，27(14)：1134 - 1136.

二、NEC 的影像学评估

新生儿 NEC 影像学的评估，能识别早期的预警信息，

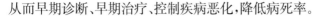

从而早期诊断、早期治疗、控制疾病恶化,降低病死率。

（一）腹部 X 射线摄片检查

腹部 X 射线摄片检查为临床诊断 NEC 的主要依据,通过腹部平片可以明确诊断,肠壁间积气、黏膜下气泡征、门静脉积气、气腹征为确诊的表现。腹部 X 射线摄片检查诊断 NEC 缺乏特异性,对于 NEC 的临床诊断具有一定局限性。对于 NEC 发病初期,可每 6～8 小时复查 1 次腹部 X 射线摄片以明确诊断。

具有 NEC 确诊意义的腹部 X 射线摄片检查结果表现如下:

1. 肠壁积气

表现为肠壁间有条索状的积气,主要见于小肠浆膜下部分,甚至整个小肠及结肠。

2. 黏膜下气泡征

相较于肠壁积气,其对于诊断 NEC 的特异性降低。

3. 门静脉积气

提示 NEC 病情严重,可见自肝门向肝内呈树枝状透亮影,可在 4 小时内消失。

4. 气腹征

提示已出现肠坏死穿孔,早产儿取左侧卧位易于观察,在前腹壁间与肠曲间出现小三角形透光区。

（二）腹部彩色多普勒超声检查

腹部彩色多普勒超声检查采用腹部彩色多普勒超声对肠管形态及肠壁回声进行观察,有助于 NEC 的早期诊断。NEC 的腹部彩色多普勒超声表现主要包括肠壁黏膜下或浆膜见气体回声、肠腔扩张积液、门静脉积气、腹腔积液等。腹部彩色多普勒超声检查对于腹部 X 射线摄片尚不能发现 NEC 特异性表现时,即可早期发现NEC,但是目前受各种条件制约,临床尚未常规开展腹部彩色多普勒超声检查进行 NEC 诊断。

(三) DAAS 评估量表

DAAS(duke abdominal assessment scale)评估量表是 10 分制的评估量表,针对影像学数据进行疑似 NEC 的新生儿的疾病严重程度评估,评分越高,说明疾病的严重程度越高,需要进行外科干预的可能性将越大。然而在工具的应用评估中发现,阅读影像信息者对影像信息的解读偏倚较大,影响了该评估工具的效能。目前仍缺乏比较科学的评估工具(表 3-11)。

表 3-11　DAAS 评估量表

分　数	影　像　学　发　现
0	正常充气状态
1	轻度弥漫性扩张
2	中度肿胀或正常,可能有与粪便有关的泡状透明征
3	局灶性扩张
4	肠袢分离或局灶性增厚
5	无特征或多个肠袢分离
6	可能有积气或其他异常表现
7	肠袢固定或持续扩张

(续表)

分　数	影　像　学　发　现
8	极有可能或肯定积气
9	门静脉积气
10	气腹征

引自：MARKIET K，et al. Agreement and reproducibility of radiological signs in NEC using. The Duke Abdominal Assessment Scale（DAAS）[J]. Pediatr Surq Int，2017，33(3)：335－340.

三、NEC 综合信息评估量表

（一）NEC 危险度评估量表

Naberhuis 等通过文献检索的方法,将喂养不耐受和 NEC 的风险分为 5 组（表 3-12）,1～5 分为低风险,6～8 分为中度风险,9 分及以上为高度风险。

表 3-12　NEC 危险度评估表

分值	变量和危险因素	分值	变量和危险因素
	出生孕周（单选）		出生体重（单选）
A　1	32～36＋6W（早产儿）	D　0	≥2 500 g
B　2	28～31＋6W（极早产）	E　1	1 500～2 499 g(低出生体重)
C　3	＜28W（超早产）	F　2	1 000～1 499 g(极低出生体重)
		G　3	＜1 000 g(超低出生体重)
	早产儿的情况（多选）		围生期母亲因素（多选）
H　1	输注红细胞	P　1	孕期吸烟
I　1	先天性心脏病或者动脉导管未闭	Q　2	胎盘早剥

（续表）

分值	变量和危险因素	分值	变量和危险因素
J 2	红细胞增多症（血细胞比容＞60）	R 2	绒毛膜羊膜炎
K 2	呼吸窘迫综合征（＞24小时辅助通气）	S 2	孕期吸毒
L 3	出生时缺氧/窒息	T 2	早产胎膜早破
M 3	败血症	U 2	胎膜早破（≥18小时）
N 3	抗生素使用≥5天	V 3	产前未使用或未正规使用激素治疗
O 3	宫内生长受限或者小于孕周	W 3	脐动脉舒张末期血流缺失或逆流

引自：JANNE NABERHUIS, CHRISTINE WETZEL, KELLY A. TAPPENDEN. A Novel Neonatal Feeding Intolerance and Necrotizing Enterocolitis Risk-Scoring Tool Is Easy to Use and Valued by Nursing Staff [J]. Advances in Neonatal Care, 2016, 16(3)：239 - 244.

（二）GutCheck 评估量表

Sheila M. Gephart 等设计了 GutCheck 评估表评估 NEC 的危险因素，除了评估孕周、种族等因素外，还评估转运、输血、日龄 3 天以上的感染，代谢性酸中毒、所在 NICU 发生 NEC 的概率，纠正低血压药物的应用（高危因素）以及母乳喂养、益生菌的应用（保护因素）等，所得分数越高，发生 NEC 的风险越高（表 3 - 13）。该评估工具的出现，一改以往单纯对早产儿状况的评估，融合了各个治疗环节对新生儿 NEC 的影响。在该工具的所有评估内容中，护理环节能够发现的 NEC 发生的风险指数是新生儿发生 NEC 的最大影响因素。

表 3-13 GutCheck 评估量表

新生儿 NEC 风险指数	评分标准			分 数
胎龄(周数)(最多 9 分) 胎龄的评估一般基于根据第一孕期超声所估算的预产期。如果该超声评估缺失,应用出生时的胎龄评估方法获得	＜28(周)(9 分) 28～32(周)(8 分) ≥32(周)(0 分)			
种族(最多 2 分) 如果是黑色人种或西班牙种族,评 2 分,如果不是这两个种族,评 0 分	黑色人种、 西班牙种(2 分) 其他种族(0 分)			
外院出生(最多 3 分) 不管生后多久,如果新生儿是从另一个医院被转运到该中心,评 3 分	是 3 分	否 0 分		
NICU NEC 发生率(最多 23 分) 这是每年计算出的出生体重在 1 500 g 以下新生儿 NEC 的发生率,如果概率＜2%,评 0 分	2%～4.99% 9 分	5%～7.99% 16 分	8%～11.99% 19 分	＞12% 23 分
非母乳喂养(最多 0 分) 母乳喂养界定为在生后 7 天和 14 天时喂养内容为母乳,具体喂养量不界定。如果在生后第 7 天和生后第 14 天有任何奶粉的喂养,从总分中减去 3 分。注意该分数只有在生后 14 天确认后才能扣除	是 −3 分	否 0 分		
益生菌应用(最多 0 分) 应用过任何剂量和剂型的益生菌制剂,都从总分中减 5 分	是 −5 分	否 0 分		
日龄 3 天以后有多少次经培养证实的感染(最多 6 分)	1 次 4 分	2 次 6 分	无 0 分	
浓缩红细胞输注史(最多 8 分) 如果输注过何种浓缩红细胞,不管喂养状态或量,新生儿输注一次,从那时起,该分数界定为"是"	是 8 分	否 0 分		

（续表）

新生儿 NEC 风险指数	评分标准		分 数
应用正性肌力药治疗的低血压(最多4分) 如为严重低血压,进行治疗药物为多巴 胺,多巴酚丁胺或米力农。不管治疗剂 量、频次或持续时间为多少	是 4 分	否 0 分	
代谢性酸中毒(最大3分) 如果新生儿经历代谢性酸中毒,即低 pH 值和低碳酸氢根(HCO$_3$<17),但是 二氧化碳分压正常或不正常,(pH< 7.30)或乳酸>6.1 mmol/L。如果临床 诊断为"代谢性酸中毒"评价为"是"	是 3 分	否 0 分	
总分>32 存在风险;最大值为58 分			

引自：SHEILA M. GEPHART et al. Discrimination of GutCheck NEC, a clinical risk index for necrotizing enterocolitis[J]. J Perinatol, 2014, 34(6): 468-475.

第六节　先天性心脏病的筛查评估工具

先天性心脏病(congenital heart defects, CHD)发生率为 7%～8%,是导致新生儿死亡的主要原因之一。46%的先天畸形婴儿死亡是 CHD 导致的,其中有 1/6～1/4 的早产儿是复杂性 CHD,需要在一年内行心脏手术或心导管介入治疗,否则可能会威胁生命。目前,超声心动图可以明确诊断大部分 CHD。外科手术的进步也已经对各种 CHD 在新生儿期进行治疗,从而大大提高

CHD 的治愈率。然而,如果 CHD 不能被及时发现和处理,就有发生循环衰竭的危险,导致休克和酸中毒,威胁早产儿的生命,增加外科手术的病死率。

一、胎儿超声心动图评估

20 世纪 80 年代,产前超声检查就用于胎儿 CHD 的筛查,产前超声以及胎儿超声心动图应用的不断增加意味着 CHD 的新生儿在产前就开始受到重视。目前主要对孕 18~20 周胎儿进行产前超声四腔心图像来进行 CHD 的筛查,主要用来发现严重影响生存的 CHD,主要包括主动脉缩窄、大动脉转位、左心发育不全、单心室等。虽然产前筛查有助于降低新生儿的病死率,但仍然有很大比例的危重 CHD 会漏诊,例如主动脉弓离断、完全性肺静脉异位引流等。

二、体格检查评估

常规的新生儿体格检查包括观察肤色、毛细血管充盈度、呼吸模式和频率,听诊心脏和肺,触诊股动脉搏动。如果存在心脏杂音、呼吸急促或股动脉搏动减弱时要怀疑是否存在 CHD。青紫型心脏病可能很容易被发现,但发绀有时候在出院前并不明显,尤其是生后 48 小时内,所以可能会漏诊。但使用体格检查仍会使 50% 产前超声未发现的 CHD 发生漏诊。CHD 的新生儿中大约有一半在生后最初的几天内没有临床症状。

三、心脏杂音联合脉搏血氧饱和度筛查评估

(一) 心脏杂音听诊

心脏杂音(cardiac murmur)指在心音与额外心音之外,在心脏收缩或舒张时血液在心脏或血管内产生湍流所致的室壁、瓣膜或血管振动所产生的异常声音,是具有不同频率、不同强度、持续时间较长的嘈杂声。正常血流在血管内为层流状态,不产生杂音。杂音产生原因是血流加速,引起血管管径和血液性质改变,导致血流呈湍流,产生杂音。新生儿在生后最初几天内因为正常的生理改变而产生心脏杂音,大部分的杂音(约54%)具有病理基础,某些杂音是诊断心脏病的主要依据。新生儿科医生或护士在新生儿生后6~72小时需要使用新生儿专用双面听诊器在心脏的瓣膜听诊区听诊心脏杂音(图3-1和图3-2)。

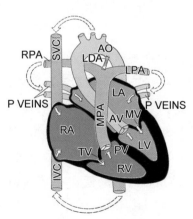

LA:左心房;RA:右心房;LV:左心室;RV:右心室;AO:主动脉;AV:主动脉瓣;PV:肺动脉瓣;TV:三尖瓣;MV:二尖瓣;MPA:主肺动脉;RPA:右肺动脉;LPA:左肺动脉;SVC:上腔静脉;IVC:下腔静脉

图3-1 正常心脏

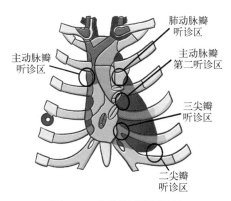

图 3-2　心脏的瓣膜听诊区

杂音响度根据 Levine 6 级分级法分为 6 级,在我们的筛查体系中,≥2/6 级为筛查阳性(表 3-14)。

表 3-14　杂音分级

级别	响度	听　诊　特　点	有无震颤
1	最轻	很弱,易被忽略	无
2	轻度	较易听到不太响亮	无
3	中度	明显的杂音,较响亮	无/可能有
4	响亮	杂音响亮	有
5	很响	杂音很强且向四周背部传导	明显
6	最响	杂音震耳,离胸壁一定距离也能听到	强烈

引自:黄国英.先天性心脏病筛查指标及临床价值[J].中国实用儿科杂志,2013,28(7):503-504.

(二) 经皮血氧饱和度测量

1. 筛查工具

(1) 用于筛查的经皮血氧饱和度测量仪。

必须符合安全有效的要求;必须具备不受运动干扰

的功能;必须在低灌注状态时也能较准确地获取经皮血氧饱和度数值。

(2)用于筛查的经皮血氧饱和度探头(传感器)。

必须与经皮血氧饱和度测量仪匹配;必须使用新生儿专用的探头(传感器),分一次性或可重复使用,可重复使用者每次使用后必须进行清洁,以降低交叉感染的风险;缠绕带式探头(传感器)能与皮肤更紧密地接触,更适合新生儿经皮血氧饱和度的测量。

2. 规范化的经皮血氧饱和度测量

(1)操作人员:

接受过先天性心脏病筛查培训,取得"先天性心脏病筛查"资格证书的医护人员。

(2)筛查对象:

助产医疗机构出生的所有新生儿;出生后 6～72 小时;未吸氧或离氧状态≥12 小时;保持测量部位(右手和任何一只脚)的皮肤清洁干燥;测量时新生儿需保持安静状态。

(3)筛查环境:

避免强光和电磁场干扰。

(4)探头(传感器)放置:

将新生儿专用探头(传感器)绕右手掌或任何一只脚掌一圈,探头(传感器)的光源接收器和发射器处于相对的位置。若连接 1 个探头,右手和脚的放置无顺序要求;若连接 2 个探头,右手和脚同时放置测量。

（5）结果读取：

经皮血氧饱和度仪显示的心率与新生儿实际心率相符；血氧饱和度数值和仪器的信号波形稳定≥10秒。

3.筛查阳性的定义（以下3条满足其中任何1条即为筛查阳性）

（1）右手或任一脚的经皮血氧饱和度<90％。

（2）右手或任一脚的经皮血氧饱和度连续2次测量（每次间隔2~4小时）均在90％和94％之间。

（3）右手与任一脚的经皮血氧饱和度差值连续2次测量（每次间隔2~4小时）均>3％。

4.后续处理流程-转诊指标

筛查阳性的新生儿应凭转诊单在1周内转诊到市级筛查诊治中心进行心脏彩超检查明确诊断。筛查阴性或未筛查的新生儿在出生后7天、42天、常规体检时发现有先天性心脏病相关症状或体征的亦需及时转诊到市级筛查诊治中心进一步检查。

四、彩色多普勒超声心动图检查

不管先天性心脏病筛查结果是阴性还是阳性，怀疑先天性心脏病之后都应进一步行心脏彩色多普勒超声检查确诊有无心脏问题。要在新生儿安静最好是熟睡情况下，使用彩色多普勒超声仪进行心脏超声的检查，一般取左侧卧位。检查医师首先采用16段心脏分析法对患儿的室壁节段进行划分，然后分段对新生儿的心室长轴切面、心脏切面、短轴切面、心尖四腔及各大血管血流进行全面检查,按检查结果对患有先天性心脏病的新生儿进行登记。

（季福婷　吕天婵　杨　芹　朱晓婷）

参考文献

［1］HOLME H, R BHATT, M KOUMETTOU, et al. Retrospective evaluation of a new neonatal trigger score. Pediatrics, 2013, 131(3)：837-842.

［2］Committee on Fetus and Newborn and Section on Anesthesiology and Pain Medicine. Prevention and Management of Procedural Pain in the Neonate：An Update. Pediatrics, 2016, 137(2)：e20154271.

［3］连佳,王玉玲.新生儿疼痛测量评估的研究进展.护理学杂志,2015,30(9)：17-19.

［4］张崇芳. 新生儿口腔运动评估量表的临床测量学特性研究.重庆医科大学,2013.

［5］仝慧茹.早产儿准备经口喂养评估量表的信效度评价及应用研究.南方医科大学,2013.

［6］JOHNSON MJ, F PEARSON, A EMM, et al.Developing a new screening tool for nutritional risk in neonatal intensive care. Acta Paediatr, 2015, 104(2)：90-93.

［7］张玉侠.实用新生儿护理学.北京：人民卫生出版社,2015：688.

［8］李语薇.新生儿营养风险筛查工具的构建与临床应用研究.重庆医科大学,2017.

［9］KATHERINE E. GREGORY, CHRISTINE E. DEFORGE, KRISTAN M. Natale, et al. Necrotizing Enterocolitis in the Premature Infant. Advances in Neonat-al Care, 2011, 11(3)：155-164.

［10］陈小慧,余章斌,李亚琴,等.美国极低出生体质量儿坏死性小肠结肠炎管理指南.实用儿科临床杂志,2012,27(14)：1134-1136.

［11］MARKIET K，et al. Agreement and reproducibility of radiological signs in NEC using. The Duke Abdominal Assessment Scale (DAAS). Pediatr Surq Int，2017，33(3)：335-340.

［12］SHEILA M GEPHART，et al. Discrimination of GutCheck NEC，a clinical risk index for necrotizing enterocolitis. J Perinatol，2014，34(6)：468-475.

［13］JANNE NABERHUIS, CHRISTINE WETZEL, KELLY A TAPPENDEN. A Novel Neonatal Feeding Intolerance and Necrotizing Enterocolitis Risk-Scoring Tool Is Easy to Use and Valued by Nursing Staff. Advances in Neonatal Care，2016，16(3)：239-244.

［14］黄国英.先天性心脏病筛查指标及其临床价值.中国实用儿科杂志,2013,28(7)：503-504.

［15］潘诚,邹小明,陈刚,等.体格检查、脉搏血氧饱和度筛查和灌注指数在新生儿先天性心脏病筛查中的作用.临床儿科杂志,2018,36(3)：166-169.

［16］XIAO-JING HU, XIAO-JING MA, QU-MING ZHAO, et al. Pulse Oximetry and Auscultation for Congenital Heart Disease Detection. Pediatrics，2017，140(4)：1150-1154.

第四章
新生儿常用的预见性评估策略

第一节　感染的预见性评估

败血症是增加新生儿病死率和病残率的重要危险因素,国外报道每年的早发型和晚发型败血症导致约 36% 的早产儿死亡。早发型败血症发生在生后 3 天内,主要是分娩前或者分娩过程中的病原体入侵导致,晚发型感染发生在生后 72 小时后,主要是分娩前的定植菌或者环境中的病原体传播导致的。新生儿感染的类型包括脑膜炎、肺炎、尿路感染、肠道感染或 NEC、骨髓炎、脐炎及局部皮肤感染等。

一、危险人群

发生新生儿感染的危险人群是早产儿,尤其是极低出生体重儿和超低出生体重儿。新生儿败血症是新生儿最常见的并发症,其原因主要与机体各器官系统尚未发育成熟、免疫力低下、极易受到细菌病毒的侵袭有关,导致感染性疾病的发生。

二、高危因素和预防策略

（一）早发型败血症的高危因素

（1）前次妊娠新生儿发生侵入性 B 组溶血性链球菌（GBS）感染。

（2）本次妊娠出现 B 组溶血性链球菌（GBS）定植、菌尿症或感染。

（3）产程发动前出现胎膜早破。

（4）不明原因产程发动的早产（37 周以前）。

（5）早产合并可疑或确诊的胎膜早破且胎膜早破＞18 小时。

（6）产时体温大于 38℃，或疑似或确诊的绒毛膜羊膜炎。

（7）母亲在产时、产前或产后 24 小时内因确诊或疑似侵入性细菌感染（如败血症）接受抗生素治疗（不包括产前抗生素预防）。

（8）多胎妊娠时有一胎疑似或确诊感染。

（二）晚发型败血症的高危因素

（1）低出生体重≤1 500 g、胎龄≤32 周的早产儿。

（2）新生儿住院时间长。

（3）有创检查（如腰椎穿刺）、有创操作（如留置中心静脉导管、气管插管）的新生儿。

（4）分娩前存在定植菌的新生儿。

（三）预防策略

新生儿感染起病隐匿，临床表现不典型，病情进展迅速变化快，存在感染高危因素的新生儿需密切监测，因此早期识别新生儿发生败血症非常重要。

三、评估的时机

有研究显示 NICU 中细菌定植发生率为 19.1%，院前感染发生率为 16.3%，通过院前感染主动监测后，院内感染发生率为 8.7%。国内相关研究结果显示新生儿出生后很容易导致医院感染，医院感染发生率大约在 47.4% 左右，NICU 中新生儿败血症发生率明显下降。与其他培养相比，入院时或转入时咽及直肠肛拭子培养有助于早期判断患儿有无院前感染，进而减少交叉感染的机会。因此，降低新生儿发生败血症的重要方法之一是入院时进行院前感染主动监测。

新生儿医院感染早期有其独立危险临床特征，发现有感染征兆者需要及时评估，必须在开始使用抗生素治疗之前评估，可以通过实验室检查来确诊，做到早期预防院内感染的发生和对症治疗新生儿感染性疾病，做到合理使用抗生素，减少耐药菌定植或感染的发生。同时，2016 年脓毒症与脓毒性休克国际指南中明确提出，在识别脓毒症或者脓毒性休克后 1 小时内尽快启动静脉抗生素使用，并推荐使用经验性广谱抗生素治疗，以期覆盖所有可能的病原体。

四、预见性评估内容

（一）早发型败血症全身症状的主要评估内容

1. 评估呼吸情况

生后 4 小时后有无呼吸困难,是否需要机械通气,有无低氧(如中心性发绀或血氧饱和度下降)或呼吸暂停,必要时需要心肺复苏。

2. 评估心率情况

有无异常心率(心率过慢或心率增快)。

3. 评估循环情况

有无低血压等休克表现。

4. 评估体温情况

有无不能以环境温度解释的体温不稳定(低于 36℃或高于 38℃)。

5. 评估喂养情况

有无喂养困难(如拒奶),喂养不耐受,包括呕吐、大量胃潴留、腹胀。

6. 评估反应情况

有无行为、反应异常。

7. 评估肌张力情况

有无肌张力异常(如肌张力低下)。

8. 评估凝血功能情况

有无不明原因的大量出血、血小板减少或凝血异常(INR＞2.0)。

9. 评估尿量情况

出生后 24 小时以后有无少尿。

10. 评估血糖情况

有无血糖不稳定(低血糖或高血糖)。

11. 评估代谢情况

有无代谢性酸中毒(BE<－10 mmol/L)。

12. 评估神经系统情况

有无惊厥等新生儿脑病表现。

13. 评估局部感染情况

有无出现皮肤或眼睛感染。

14. 评估胆红素情况

24 小时内有无出现黄疸。

(二) 晚发型败血症全身症状的主要评估内容

1. 评估体温波动情况

有无发热或体温不升、低于 36.5℃或高于 37.5℃。

2. 评估呼吸系统情况

有无呼吸暂停或呼吸困难表现(气促、呼吸不规则、发绀),呼吸机参数要求增加。

3. 评估循环系统情况

有无外周循环不良(尿量减少、四肢末梢凉、皮肤花纹、CRT 延长);全身循环不良(心率增快、低血压)。

4. 评估消化系统情况

有无忽然出现的喂养不耐受,腹胀、血便。

5. 评估血糖情况

有无血糖不稳定(高血糖或低血糖)。

6. 评估一般情况

有无少吃、少哭、少动、面色不好、反应差、神萎、嗜睡（不吃、不哭、不动）。

7. 评估胆红素情况

有无出现黄疸。

8. 其他

评估皮肤情况、关节局部表现。

(三) 实验室检查

1. 血常规

血常规、C反应蛋白协助明确是否发生感染及感染类型。血常规数值在以下范围，提示发生感染：白细胞计数 $< 2.5 \times 10^9/L$、血红蛋白 $< 70 \text{ g/L}$、血小板计数 $< 50 \times 10^9/L$，C反应蛋白 > 8。

2. 降钙素原(procalcitonin, PCT)

PCT的"绝对数值"并不能直接诊断感染，但PCT的动态变化(升高)可更准确地反映感染的存在。正常血清PCT值 $\leq 0.05 \text{ ng/mL}$，如果大于 $> 0.05 \text{ ng/mL}$，提示感染的存在(表4-1)。

表4-1　PCT对感染程度的评估

PCT 数值 (ng/mL)	提 示 结 果
0.05～0.5	局部细菌感染，可通过PCT水平指导治疗
>0.50	原方案无效或不明显，需要更换抗生素种类或治疗方案
0.5<PCT≤2	脓毒症，中度全身炎症反应，有高度器官功能紊乱风险

（续表）

PCT 数值 （ng/mL）	提 示 结 果
2＜PCT≤10	严重脓毒症,常伴器官功能障碍,有死亡风险
＞10	脓毒症休克,常伴器官功能衰竭,有高度死亡风险

引自：SCHUETZ P，ALBRICH W，MUELLER B. Procalcitonin for diagnosis of infection and guide to antibiotic decisions：past，present and future[J]. BMC Medicine，2011，1(9)：107.

3. 血气分析和凝血功能

用血气、血糖、凝血功能评价内环境是否正常。血气和血糖值在以下范围,提示内环境紊乱有感染的风险：PaO_2（动脉血）＜5.3 kPa（40 mmHg）,$PaCO_2$（动脉血）＜2.7 kPa（20 mmHg）或＞10.6 kPa（80 mmHg）,pH＜7.1 或＞7.6；血糖＜2.2 mmol/L 或＞14 mmol/L。凝血功能值在以下范围,提示凝血功能差：部分凝血活酶时间＞80.0 秒。

4. 病原学检查

血培养、尿培养、痰培养、腰穿、大便轮状病毒可以进行病原学诊断。

5. 胸腹 X 摄线

胸腹 X 摄线判断有无肺部或肠道感染,进一步诊断有无肺炎或 NEC。

五、干预措施的触发标准

新生儿感染的危险因素众多,包括早产、中心静脉导管的留置、肠内营养延迟、长时间机械通气、早产儿的并发症等。无症状但有危险因素的新生儿一旦出现感染征兆和已经出现感染的非特异性症状和体征(包括四肢无力或易激惹、体温不升或低体温、发热、喂养不耐受、发绀、心率增快、腹胀、黄疸、呼吸增快、呼吸暂停或呼吸困难等)新生儿就要及时进行处理,触发干预措施。

六、干预措施

(一) 重视手卫生

手卫生的教育培训与洗手的正确执行作为切断感染传播的核心环节,是最重要的也是首要预防感染的措施,应予以高度关注。主要内容包括:充足和便于获取的设置规范的手卫生设施,包括流动水洗手池、非接触式水龙头开关、洗手液、干手设施、速干手消毒剂和相关图示等;在正确的时机进行正确的手卫生;营造良好的手卫生文化等。WHO 2005 年指南指出:酒精性擦手液作为快速手卫生的首选方法。WHO 规定的洗手五时刻:接触患者前、接触患者后、接触患者体液血液分泌物后、接触患者周围环境后、执行无菌操作前。接触新生儿前后的手卫生除了洗手五时刻要做到外,还要强调流动水洗手。在执行进入患儿体内操作前都需要进行流动水洗手,比如喂奶、喂药、使用静脉药物等。

流动水皂液洗手时皂液揉搓双手至少 15 秒钟,应注意清洗双手所有皮肤,清洗指背、指尖和指缝。七步洗手法具体揉搓步骤为：① 掌心相对，手指并拢，相互揉搓；② 双手背沿指缝相互揉搓，交换进行；③ 掌心相对，双手交叉指缝相互揉搓；④ 右手握住左手大拇指旋转揉搓，交换进行；⑤ 弯曲手指使关节在另一手掌心旋转揉搓，交换进行；⑥ 将五个手指尖并拢放在另一手掌心旋转揉搓，交换进行；⑦ 必要时增加对手腕的清洗。护理新生儿的手卫生要除了严格按照七步洗手法进行洗手外，由于新生儿都置于暖箱内，日常护理或操作整个前臂都要进入暖箱，还要增加洗手或手卫生至肘部。不管是流动水洗手还是免洗手液手卫生，都要做到正确的洗手部位和洗手时间，洗手不到位或洗手时间不到，便达不到手卫生的效果，易发生交叉感染。

（二）做好主动性监测

医护人员应主动地、客观地、前瞻性地观察每位新生儿的疾病情况及其临床表现，以及时筛查出高危患儿，及早采取隔离措施，做到早发现、早隔离，以免引起交叉感染。细菌定植是发生院内感染的前提，一种细菌的定植率代表了发生该细菌感染的风险性。因此，及时发现细菌定植并采取相应措施，对控制院内感染将起到非常重要的作用。随住院时间的延长，定植菌迅速增加，而有细菌定植者院内感染发生率明显偏高。入院后的细菌学检测可以帮助了解新生儿重症监护病房内定植菌的流行趋势，及新生儿个体的细菌定植状态，并进一步明确其发生感染的风险性，对有细菌定植尤其是耐药菌定植的新生儿加强消毒隔离,有助于减少细菌的传播并降低院内感染发生率。因此,在未明确致病菌之前,可考虑根据相应咽及直肠肛拭子的培养和药敏结果,来监测细菌定植状态及初步选取抗生素,做到早期预防院内感染的发生,对症治疗新生儿感染性疾病,做到合理使用抗生素,减少耐药菌定植或感染的发生。

(三) 对感染的新生儿进行及早隔离

(1) 新生儿极易发生感染,要严格保证手部清洁,以降低接触感染的发生率,做好相应的保护隔离措施,减少感染的发生。

(2) 入院日龄是院前感染的一个重要危险因素,对于入院日龄>14 天且有转院病史的早产儿,入院时就要做好隔离措施,进行预隔离,避免交叉感染。

(3) 出生体重≤1 000 g 的超低出生体重儿,入院就应给予保护性隔离措施,安排专门的责任护士集中进行护理,以减少新生儿发生感染性疾病的机会。

(4) 出现感染征兆的新生儿应尽快明确感染源和感染病菌或病毒,并给予同种病原集中隔离处理。

(四) 进一步推行发育支持护理理念

发育支持护理强调损伤最小化原则,尤其注意外界刺激如声、光及各种干扰对新生儿的影响,尽可能减少对新生儿不必要的干扰,护理操作集束化管理。非常关注治疗中的舒适体验,注重疼痛评估和管理,注重睡眠质量。即使是插管的危重新生儿,也鼓励父母参与新生儿的护理工作,提倡袋鼠式护理。这些措施不仅对新生儿正常发育非常关键,对减少院内感染也具有重要意义。研究显示,发育支持护理的实施,可有效减轻支气管肺发育不良、感染、脑室内出血和视网膜病变的发生率。

（五）鼓励母乳喂养

早期积极实行肠内营养策略,母乳喂养和早期肠内营养对新生儿正常肠道微生态建立和健全免疫机制意义重大。目前我国新生儿重症监护病房母乳喂养率仍较低,仅极少数医院建立了母乳库,将来仍需进一步普及母乳喂养。除提高自乳喂养外,应逐渐普及母乳库建设,提高捐赠母乳的使用,可以减少院内感染和 NEC 的发生率。初乳口腔护理可以降低新生儿胃潴留发生的频率和程度,促进喂养进程,减少喂养中断和肠内感染的发生次数,同时简单易行,因此推荐针对新生儿开展初乳口腔护理。

（六）加强侵入性操作的管理

临床应严格遵循呼吸支持指征,合理使用肺表面活性物质,尽量采用气管插管-肺表面活性物质-拔管支持方式,减少插管率和有创通气时间。目前新生儿重症监护病房仍普遍存在有创呼吸机使用时间过长问题,对无创呼吸支持的普及和重视不够,这在一定程度上增加了感染的发生率。对于呼吸机相关性肺炎的预防策略,除严格执行无菌技术操作规程,还要加强呼吸机管道的管理。对中心静脉置管(PICC、UVC、UAC)或外周静脉置管等侵入性置管操作,除了需要制定相关指南外,更要严格遵照操作规程,采取集束化策略减少导管相关性血流感染的发生。

(七) 严格抗生素使用

一项研究显示,基层医院新生儿抗生素使用率高达88.7%,其中二联以上用药比例占 92.8%,预防用药占46.3%,显示抗生素使用极不规范。要加强对医务人员合理使用抗生素的培训,强调应该根据药敏试验和本科室现阶段的细菌流行趋势及敏感性,合理选用抗菌药物。而且近年来耐药菌尤其是耐青霉素的金黄色葡萄球菌和多重耐药的革兰阴性杆菌比例增高明显,值得高度关注。对头孢三代、万古霉素及碳青霉烯类抗生素的使用应该予以严格限制,以避免抗生素耐药率的升高。

(八) 补充乳铁蛋白

乳铁蛋白(lactoferrin, LF)具有以广谱的抗微生物活性为主的多种生物学效应,主要包括建立健康的肠道菌群、增强抗病原微生物活性、促进肠道细胞生长和分化、促进肠道免疫系统的成熟。LF 在肠道内的活性是补充 LF 进行预防 NEC 或者减轻 NEC 严重程度的基础,这对新生儿尤其重要。当不能获得 LF 补充剂时,母亲的初乳则是最好的替代品。

(九) 使用合适的皮肤表面油剂

新生儿皮肤功能不成熟,皮肤表面使用油剂可以通过保护角质层,提高皮肤完整性,从而增强表皮屏障功能。表皮角蛋白细胞因为表面具有脂肪酸转运蛋白,可以通过应用的油剂进行脂类代谢,这些细胞可以利用脂类形成表皮功能屏障。油剂有利于改善新生儿皮肤状况,葵花油的主要成分为亚油酸和亚麻酸等不饱和脂肪酸,有利于皮肤的成熟。

(十) 加强院内感染的科研协作

近年来新生儿重症监护病房发展非常迅速,我国在新生儿院内感染的研究方面虽然非常薄弱,尚未建立起完善的院内感染监测和科研协作网络,但是各个医院的院内感染监测已经起到了相应的预防感染的作用。不过,对新生儿院内感染发生率、病原菌分布、诊治现状等仍缺乏多中心、大样本的流行病学资料,以及在院内感染的诊断技术开发、防控指南方面仍很滞后。因此,迫切需要尽快建立起我国新生儿院内感染的科研协作网络,了解新生儿重症监护病房中院内感染发生的现状,为提高新生儿院内感染的防控质量提供参考。

第二节　新生儿坏死性小肠
结肠炎的预见性评估

新生儿坏死性小肠结肠炎(necrotizing enterocolitis, NEC)是新生儿重症监护室中最常见的威胁新生儿生命的胃肠道急症,需要急救治疗。尽管大多数 NEC 病例均接受过医学治疗,但估计 40% 的新生儿需要紧急手术干预,包括剖腹探查术、肠切除术和造口术。与手术干预相关的病死率高达 50%,在超低出生体重儿中发生率最高。NEC 临床症状可从轻微腹胀、喂养困难,迅速进展为爆发性、感染性休克、全肠段坏死,甚至导致患儿死亡。NEC 远期可导致短肠综合征、肠狭窄、肠外营养相关的胆汁淤积、生长发育迟缓、神经系统不良结局等。

一、危险人群

NEC 仍然是与早产相关的最具灾难性的合并症之一,多见于早产儿,男婴较女婴多见,而且胎龄越小、出生体重越低的早产儿,发病率越高。NEC 的发病率与胎龄和出生体重呈负相关,且低出生体重儿会受流行病的影响。文献报道的 NEC 发病率各不相同,在 VLBW 中,NEC 发病率高达 5%～15%;NEC 导致的 VLBW 病死率为 15%～30%;在 ELBW 中,NEC 导致的病死率可高达 50%。其中,25% 发生 NEC 的早产儿会出现小头畸形或严重神经系统发育异常。

二、高危因素和预防策略

(一) NEC 的高危因素

1. 早产

早产仍然是 NEC 最主要的危险因素,是 NEC 唯一一致确定的风险因素。这可以解释为肠道不成熟和相关的免疫反应,早产的特征使其易于发生 NEC。此外,早产儿在运动、消化和吸收、循环调节、肠上皮屏障功能和免疫功能方面发育不成熟。早产儿肠动力不足,很大程度上是因为肠道蠕动发生在妊娠晚期。直到妊娠第 34周才出现有利于通过肠道的正常运动,也就是迁移性运动复合体。正常运动对营养物质的消化和吸收至关重要,从而达到理想的生长发育。

2. 炎症

肠黏膜的损伤多是由于缺血、缺氧、炎症、细菌感染等因素造成。在肠道内起到屏障和免疫功能作用的未成熟肠上皮细胞对肠道损伤产生了夸大的炎症反应,最终会导致 NEC。

3. 肠黏膜缺氧缺血

有窒息、脐血管置管、红细胞增多症、主动脉血流减少等因素是新生儿发生肠道缺氧缺血的高危因素。在窒息的新生儿中,血氧的供应首先要满足脑、心等重要器官,造成肠壁的缺血,从而发生 NEC。

4. 喂养不当

90％的 NEC 发生在喂养后,在新生儿中,配方奶喂养的 NEC 发生率高于母乳喂养,且喂养量增加过快、过多、渗透压高等都会导致肠黏膜的损伤或不完全消化产物的积滞,有利于细菌的生长,所以一直确定的针对NEC 的保护作用之一是用母乳喂养。母乳喂养的新生儿 NEC 发病率低于配方奶喂养的新生儿,这一发现可以解释为母乳喂养能够促进肠道内平衡的非致病性菌群定植,有助于防止细菌过度生长,而配方奶喂养可促进异常致病菌的生长。

5. 异常的细菌定植

未成熟肠道的异常细菌定植是 NEC 确定的重要危险因素之一。出生前,新生儿肠道基本上是发育不完善的。出生后在理想情况下,正常的肠道免疫防御系统才得以发展。异常的细菌定植和细菌过度生长会产生食物诱导的毒性副产物,包括独特的微生物分子模式,其能够改变上皮屏障并引发未成熟肠内固定免疫系统的炎症反应。细菌定植的重要性和平衡新生儿肠道中有害和有益细菌的重要性,能够支持新生儿研究人员和临床医生开展广谱抗生素对 NEC 发病率影响的研究,了解特定肠道微生物群在 NEC 发展中的作用,以及最终可能使用营养策略如益生菌预防疾病的发生。

6. 其他

羊膜早破、妊娠糖尿病母亲、先天性心脏病、低血糖、红细胞增多症、呼吸衰竭、换血等都是导致 NEC 的高危因素。

(二) NEC 的预防策略

NEC 的发生是多种因素引起局部肠黏膜不同程度损害,屏障功能受损,以及肠内菌群失衡,引发肠道炎症及一系列瀑布式炎症反应的缘故。新生儿未发育成熟的肠道对炎症的过激反应,是导致 NEC 发生的重要发病机制。需要积极预防,早发现、早诊断、早治疗,可降低

NEC 的发生率及其导致的死亡率。

三、评估的时机

NEC 的评估在出生后的第一个月需要每周进行 1 次。每周评分记录可能出现新生儿发展成 NEC 风险的事件或风险因素增加的现象。使用 NEC 评估量表进行评估，风险因素是累积的，因此只能增加，评估出来的分值会越来越大。NEC 的初步临床症状可能是模糊和非特异性的，因此很容易被新生儿重症监护团队忽视或误解。一旦出现 NEC 的高危因素我们要关注评估结果避免发生 NEC。

四、主要评估内容（见第三章）

五、干预措施的触发标准

新生儿 NEC 早期诊断存在很大困难且易出现误诊漏诊的情况，很容易错过最佳的治疗时机，因此一旦出现以下任何一种情况都要触发干预措施：吃奶反应变差、腹胀、便血、喂养困难、胃潴留、呼吸暂停、呼吸困难或活动减少。

六、干预措施

（一）预防早产

早产是唯一一项已被流行病学研究证实的导致

NEC 发病的独立高危因素。新生儿出生体重越低,NEC 发病率越高。NEC 的发生与早产儿消化系统功能、结构发育不成熟密切相关,预防早产可以降低 NEC 发病率。孕期采取综合性预防措施,加强围生期保健,定期产前检查,做好孕期保健知识宣传,加强高危妊娠管理,预防感染,及时识别先兆早产的临床症状,可最大程度降低早产发生率。

(二) 母乳喂养

母乳是新生儿最好、最适合的营养品。与配方奶相比,母乳含有可促进小肠成熟,并增加局部免疫防御功能的物质,如免疫球蛋白、营养因子(表皮生长因子)、溶菌酶及抗炎因子(IL-10)等。母乳喂养可以改变新生儿肠道益生菌,使双歧杆菌水平增加,从而抑制病原菌滋生。早期母乳微量喂养可完善新生儿的小肠结构和功能,刺激胃肠道激素分泌,促进肠道内正常菌群建立,提高喂养耐受程度,降低早期 NEC 发病率。适当增加肠内喂养量可促进早产儿生长发育,而肠内喂养量增加过多、过快,则可增加 NEC 病风险。发达国家对新生儿肠内喂养量和速率的控制更加积极,而且发达国家母乳喂养率明显高于我国,因此对于这些不宜简单照搬发达国家的方法,应该权衡利弊,及时根据评估新生儿的实际情况而定。

根据国外的先进经验,结合我国国情,我们提倡的新生儿喂养策略如下:

(1) 推荐使用母亲的母乳喂哺,可以降低新生儿

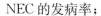

NEC 的发病率；

（2）母乳不能获得时，捐献母乳可作为配方奶之外的选择；

（3）不推荐禁食作为预防 NEC 的策略，因为基于 9 个临床试验（样本量 754 例）的 Meta 分析显示，早期微量喂养并未增加 NEC 的发病率，缓慢加奶可延长静脉营养的时间、增加静脉营养相关并发症。

（三）输血时暂停肠道喂养

早产儿输血时暂停肠道喂养，这是一种安全可信的生理干预，其原因是胃肠喂养产生的代谢需要更多氧气供给，胃肠喂养后肠道菌群增殖，肠道细菌的定植可触发并进一步加强炎症反应，同时肠腔内细菌发酵将产生大量气体导致腹胀，减缓血流，进而出现早产儿肠道功能障碍。许多研究者研究发现早产儿输血前、输血过程中给予全肠道喂养，可导致肠道血流动力学改变，致使 NEC 发病率增高。El‐Dib 等研究发现，在输血过程中实施禁食策略，早产儿 NEC 的发病率可从 5.3％降至 1.3％。虽然学界对早产儿输血治疗中是否需要禁食仍存在争议，但输血前、输血过程中禁食或减少喂养，可以减小 NEC 的发生率是不容置疑的。

（四）补充益生菌

很多研究结果表明，乳酸杆菌和双歧杆菌等某些微生物群对 NEC 具有保护作用，而其他物种如肠杆菌科、梭状芽孢杆菌和葡萄球菌通常与疾病的发病机制有关，也就是说最先进的技术证据表明没有一种微生物能预测这种疾病。相反，Proteobacteia 的优势与 NEC 高度相关。根据这项研究，总细菌的多样性和致病菌的丰度可能有助于新生儿肠道对 NEC 的易感性。对疾病微生物学方面的进一步研究有望产生可能导致预防策略的新知识，包括使用选定的益生元和益生菌。

与健康新生儿的肠道菌群相比，早产儿的肠道细菌种类少，当大肠埃希菌占主导地位时，发生 NEC 的可能性更大。双歧杆菌和乳酸杆菌是新生儿肠道内的主要益生菌，是天生的防御机制，可维持肠道微生态菌群多样性，不仅可促进肠道正常菌群生长，还可阻止条件致病菌过度生长，对肠道微生态菌群多样性起着重要保护作用。补充肠道益生菌不仅给肠道提供物理屏障，阻止病原菌转移、定植，其代谢产物，如乳酸、细菌素等也可抑制病原菌生长，并与病原菌竞争营养物质。临床试验结果表明，嗜酸乳杆菌、婴儿双歧杆菌、两歧双歧杆菌、鼠李糖乳杆菌、嗜热链球菌等益生菌制剂的应用，可降低 NEC 的严重程度，甚至减小其发病率。预防性使用罗伊乳杆菌，可降低 NEC 发病率。对早产儿补充鼠李糖乳杆菌，也可降低 NEC 发病率。但是，目前对于预防 NEC 孕期补充益生菌菌株的选择、剂量、疗程等，尚未形成统一标准。

（五）防治感染

国外多中心前瞻性研究结果显示，新生儿晚发型败血症是导致 NEC 发生的危险因素之一。近年研究结果显示,感染与 NEC 的发病密切相关。另外一些学者也认为,早产儿早期败血症亦与 NEC 的发生有关,败血症引起的感染性休克患儿,甚至 1/2 可能发生 NEC。此外,病毒及支原体感染,也可引起 NEC。除了轮状病毒、星状病毒外,巨细胞病毒感染也与 NEC 发生有关。围生期脲原体感染,亦可增加早产儿 NEC 发病率。因此,各种病原体感染均与 NEC 的发生密切相关,积极预防和治疗新生儿感染,是预防其发生 NEC 的主要措施,同时对新生儿感染做到早期发现与及时治疗。

(六) 合理应用抗菌药物

对出生后 3 天内接受经验性抗菌药物治疗的新生儿,早期长时间抗菌药物治疗可明显增加 NEC 发病风险。还有文献报道,对于早产儿采取预防性使用抗菌药物超过 5 天,可促使 NEC 的发生。尤其对于不能经胃肠道喂养及需禁食的新生儿,抗菌药物的使用更会影响肠道正常菌群的建立,引起二重感染,进而导致 NEC 的发生。临床实践证明,对新生儿使用抗菌药物,可杀死肠道内的正常菌群,引起肠道菌群失调,甚至导致耐药菌大量生长引起 NEC。因此,临床上应严格掌握新生儿的抗菌药物应用指征,避免滥用抗菌药物。

(七) 慎用易导致新生儿坏死性小肠结肠炎的药物

国外学者的研究结果显示,静脉注射丙种球蛋白是导致 NEC 发生的独立危险因素之一,雷尼替丁可增加 VLBW 儿发生 NEC 的风险。新生儿接受 H_2 受体拮抗剂治疗,也可能导致 NEC 发病率增高。H_2 受体拮抗剂的抑酸作用可提高胃内 pH 增加新生儿 NEC 易感性。此外,孕妇产前使用吲哚美辛也与 NEC 发生有关。新生儿的各器官系统发育尚不成熟,对其用药时,应严格把握用药指征,权衡利弊,并尽量避免使用容易导致 NEC 发生的药物。

（八）补充乳铁蛋白

乳铁蛋白可减少肠道细菌易位,具有减轻胃肠道损伤和抗感染的作用,从而达到预防 NEC 的作用。Akin等研究结果表明,乳铁蛋白可通过作用于白细胞的细胞因子,达到调节肠细胞及肠道相关淋巴组织,从而减少败血症及 NEC 的发生。一项纳入 472 例低出生体重儿的多中心、双盲、随机、安慰剂对照研究结果显示,在给予乳铁蛋白的 2 组患儿中,败血症发病率明显降低,NEC 发病率也有所降低。母乳中含有丰富的乳铁蛋白,母乳喂养新生儿的 NEC 发病率明显低于配方奶喂养新生儿,因此乳铁蛋白对于预防 NEC,具有至关重要的临床价值。

（九）药物治疗

美国儿科学会推荐对早产儿母亲孕期分娩前使用单剂量的糖皮质激素,能够降低 NEC 的发生率。基于 15个临床试验($n=865$)的 Meta 分析显示,动脉导管未闭早产儿布洛芬治疗组较吲哚美辛治疗组 NEC 发病率低,相对风险 0.68;风险差异 -0.04。

第三节　支气管肺发育不良的预见性评估

支气管肺发育不良（Bronchopulmonary dysplasia，BPD）属于引起持续性呼吸窘迫的慢性肺部疾病，常发生于出生后持续用氧时间超过 28 天的早产儿。过去 30 多年，我国早产儿尤其极低和超低出生体重儿的存活率显著提高，支气管肺发育不良的发生率也随之上升。目前 BPD 的诊断和分度主要还是根据 2001 年美国国立儿童健康和人类发展研究所（National Institute of Child Health and Human Development，NICHD）发表的标准，即对于出生胎龄＜32 周的早产儿，出生后累计用氧至少 28 天可诊断为 BPD，分为轻度、中度和重度 BPD（severe BPD，sBPD），以实质性条纹和过度膨胀为其 X 线变化特征。对一个矫正胎龄为 36 周的早产儿，在治疗任何原因引起的呼吸窘迫综合征时，只要使用过间歇指令通气的治疗，便可能持续需要机械通气。2018 年 NICHD 专家提出新的建议，细化了用氧方式与 BPD 的分度，强调了机械通气与 sBPD 的关系，并将日龄 14 天至矫正胎龄 36 周之间因呼吸衰竭死亡者归属 sBPD 的诊断中。新生儿支气管肺发育不良（BPD）是新生儿特别是早产儿并发症之一，可以造成不良预后，合并 BPD 的新生儿病死率和并发症发生率显著高于一般早产儿，也是新生儿后期死亡原因之一。住院时间延长且远期神经发育不良的发生率高,BPD 的预防和管理已成为围生和新生儿医学领域的一大挑战。

一、危险人群

BPD 主要发生于早产儿,尤其是极低出生体重儿。在胎龄<32 周早产儿中,BPD 发生率为 12%～32%,而超低出生体重儿(出生体重<1 000 g)与极早早产儿(胎龄<28 周)BPD 发生率高达 50%。美国国家儿童保健和人类发育研究所数据显示,26～27 周早产儿 BPD 发生率从 2009 年的 50%上升至 2012 年的 55%。氧依赖的情况,出生体重<750 g,在出生后 28 天发生率为 90%～100%,在矫正胎龄 36 周发生率为 54%;出生体重 750～999 g,在生后 28 天发生率为 50%～70%,在矫正胎龄 36 周发生率为 33%;出生体重 1 000～1 249 g,在生后 28 天发生率为 30%～60%,在矫正胎龄 36 周发生率为 20%;出生体重 1 250～1 499 g,在出生后 28 天发生率为 6%～40%,在矫正胎龄 36 周发生率为 10%。我国几项多中心调查报道的超低出生体重儿或超未成熟儿 BPD 发生率差异较大,2006—2008 年仅 19.3%,2011 年为 48.1%,2019 年则高达 72.2%。

二、高危因素和预防策略

(一) BPD 的高危因素

BPD 的发生过程复杂,是多种因素共同作用的结果。早产儿肺发育不成熟、抗氧化能力缺陷及蛋白酶抑制剂缺乏是 BPD 发生的独立危险因素。氧气暴露时间、机械通气时间及强度、炎症反应及肺组织的不成熟和破坏等综合作用最终导致 BPD 的发生。BPD 的高危因素包括胎龄<32 周和(或)出生体重<1 500 g 的早产儿、早产小于胎龄儿、母亲患绒毛膜羊膜炎、产前未使用糖皮质激素、宫内发育迟缓、男婴、需要呼吸支持、高浓度吸氧和感染等。

1. 早产儿肺发育不成熟

早产儿进行吸氧治疗的同时会增加氧自由基,加之早产儿肺组织抗氧化能力缺陷,可致小气道细胞膜和细胞内部结构破坏,导致肺组织直接损伤,而机械通气会破坏呼吸道上皮组织,使血浆蛋白渗出,进而破坏以弹性蛋白为基础的终末气道及肺泡隔,直接损伤肺组织。

2. 抗氧化能力缺陷

因早产儿肺组织抗氧化能力降低,不能清除氧自由基,一旦发生肺部炎症反应,便会导致肺组织内中性粒细胞增多。

3. 蛋白酶抑制剂缺乏

中性粒细胞释放多种促炎介质和蛋白质水解酶(主要是弹性蛋白酶),破坏肺泡隔及肺内结构,进而损害肺组织。

(二) 预防策略

临床必须综合治疗 BPD,进行有效的干预措施和护理,通过减少新生儿肺组织先天发育不成熟,降低直接和间接肺损伤,促进肺正常生长和发育,以减少 BPD 的发生,降低 BPD 的严重程度。

三、评估的时机

BPD 发生于新生儿肺发育不成熟的基础上,首先发生原发性肺损伤,如呼吸窘迫综合征(respiratory distress syndrome,RDS)、感染性肺炎、吸入性肺炎,再引发高氧损伤、容量伤、气压伤、感染等,后在氧自由基、炎症因子等作用下,发生继发性炎性肺损伤,最终导致 BPD。有研究显示,胎龄每小 1 周,BPD 的发生率便增加 2～3 倍,因此胎龄＜36 周需氧疗的早产儿,矫正胎龄 36 周或出院时都需要进行评估,胎龄越小越早需要进行评估,早产儿吸氧＞28 天就开始进行评估。

四、主要评估内容

(一)产前及产房评估内容

1. 产前激素

评估母亲有早产征兆时有无使用激素,是否足量疗程使用。国内外研究都表示,产前使用地塞米松可有效预防早产儿 BPD 的发生。

2. 产房复苏管理

评估出生时有无复苏、复苏时使用的仪器、氧浓度和压力是否对肺部造成损伤。

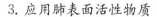

3. 应用肺表面活性物质

评估胎儿出生后早期有无应用肺表面活性物质（pulmonary surfactant，PS），何时使用的 PS，应用 PS 时是否使用呼吸机，避免球囊加压给氧，预防肺损伤。

4. 复苏后使用持续正压

评估复苏后维持使用的有创或无创机械通气的压力能否预防肺塌陷，避免再次肺损伤。

（二）全身症状的主要评估内容

1. 患儿病史回顾

回顾患儿病史包括围生史、出生时有无肺部疾病或仅有轻度肺部疾病、生后呼吸支持情况、是否有间歇性低氧发作、喂养情况及胃食管反流病史、感染史和用药史（特别是针对肺部疾病的药物及疗效）等。尤其注意出生体重＜1 000 g、胎龄＜26 周的超低出生体重儿的评估。

2. BPD 严重程度及病理改变

根据 2001 年 NICHD 制定的 BPD 标准，矫正胎龄 36 周或出院时吸入氧气浓度≥0.30 或需要正压通气及机械通气的患儿均定义为 sBPD，其中需要机械通气的这部分患儿病情特别危重复杂，其管理非常困难。BPD 的病理改变主要包括肺实质病变、肺血管病变及气道疾病，sBPD 患儿上述病理改变常混合存在。

3. 呼吸和氧疗情况的评估

不同程度的 BPD 肺部病理生理和呼吸力学差异显

著,使呼吸支持和氧需求难以降低,因此需要个体化管理方案。氧疗时间超过矫正胎龄 36 周时需要重点评估。氧疗时是否使用空氧混合仪调节氧浓度;每日需要使用血氧饱和度动态趋势图指导呼吸支持和氧疗,以维持 70% 以上时间 SpO_2 在报警范围;使用较高的监护设定;氧饱和度报警设置合适上下限。氧饱和度报警设置范围:下限为目标氧饱和度低值下降 2%,上限为目标氧饱和度低值上调 2%。对于频繁氧饱和度下降的患儿应仔细观察发作诱因、发作频次和临床表现,以便针对不同原因做出相应处理,如清理呼吸道、调整呼吸支持参数、给予支气管扩张剂等。

4. 营养及生长发育评估

通过营养评估可明确患儿的营养需求并间接反映提供的呼吸支持是否足够。BPD 患儿的生长评估不应只关注体重,还需关注身长、头围及其与体重是否成比例。BPD 患儿由于长期呼吸做功增加、慢性应激、限制液体摄入、利尿剂和糖皮质激素治疗等原因,宫外生长迟缓的发生率很高,而营养不良又会阻碍肺的生长发育和修复,因此充足的能量和营养素摄入尤为重要。

(三) 胸部 X 线摄片评估

由机械通气反复过度地扩张肺泡和肺泡导管(容量损伤),以及吸入高浓度氧气和气管插管所引起的肺损伤,在低胎龄的新生儿中常见,常是呼吸窘迫综合征及其治疗的后果,并且最可能在肺间质发生气肿时出现。在支气管肺发育不良早期,存在肺部炎症和渗出,后期则发生肺泡壁破裂和瘢痕。过度充气的病变部位加上气肿、肺部瘢痕和肺不张导致鞋钉样的病理表现和胸部 X 线上囊样过度膨胀的表现,支气管周围肌肉和肺动脉平滑肌的肥大,支气管内皮细胞鳞样化也可发生。

(四) 彩色多普勒超声心动图评估

1. 血流动力学影响的动脉导管未闭

血流动力学影响的动脉导管未闭(hemodynamic significant PDA, hsPDA)因大量左向右分流引起肺水肿、通气血流比失调,导致氧需求和呼吸机参数上调,机械通气时间延长,从而促进 BPD 的发展。因此,新生儿若存在 hsPDA,尤其持续超过 1 周者,BPD 风险显著增加,建议适时干预。常用 hsPDA 的心脏超声指标有动脉导管直径>1.5 mm、存在左向右分流、左房与主动脉根部比值>1.4。

2. 肺动脉高压

肺动脉高压(pulmonary hypertension, PH)是 BPD 患儿慢性阶段常见且严重的并发症,甚至进展为肺源性心脏病,显著影响远期预后。BPD 患儿 14%～25%合并 PH,sBPD 患儿 PH 发生率甚至高达 30%～50%,BPD 相关 PH 患儿 2 岁内的病死率高达 40%。心脏超声是 PH 筛查的首选工具,一般通过测量三尖瓣反流的流速来评估肺动脉压力,将肺动脉收缩压(systolic pulmonary artery pressure, sPAP)超过体循环收缩压(systolic blood pressure, sBP) 的 1/2 (sPAP/sBP > 0.5) 定义为 BPD 相关 PH。若 sPAP/sBP 为 1/2～2/3，即轻中度 PH，sPAP/sBP > 2/3 为重度 PH。但部分新生儿心脏超声不能测到三尖瓣反流，此时可通过右心房增大、右心室肥厚或扩张、肺动脉扩张、室间隔变平坦或凸向左心室等间接指标来诊断 BPD 相关 PH。首次心脏超声筛查通常在矫正胎龄 36 周进行，若在此之前患儿已经出现 PH 相关症状，可以更早筛查。通过心导管检查评估肺动脉压力是诊断 BPD 相关 PH 的金标准，不仅可以直接测量肺动脉压力，还可以明确是否存在心血管的解剖畸形、体肺循环侧支、获得性肺静脉梗阻以及左心功能不全等。

所以，新生儿出现下列情况需要心脏超声的筛查：① 生后早期出现严重低氧性呼吸衰竭和持续 PH；② 出生后 7 天内持续机械通气且生后第 7 天心脏超声提示有 PH；③ 长期呼吸机或氧依赖，特别是反复低氧发作；④ 矫正胎龄 36 周时正式诊断为 BPD。

（五）营养监测与评估

大多数 BPD 患儿出生后 2 年内存在生长发育不良，且与 BPD 严重程度有关。无论是住院期间还是出院后，系统、专业的营养评估和监测可以及时识别 BPD 早期营养或生长不良，指导进一步营养管理方案，避免营养不足或过度营养。BPD 患儿的营养监测与评估分为住院期间和出院后两个阶段（表 4-2），并选择相应的参考标准和监测频率。BPD 患儿专业的营养评估包括体格发育、生化指标、人体成分及喂养和膳食评估。BPD 患儿生长评估强调纵向生长速度监测，并判断追赶生长是否合理。BPD 营养评估需结合神经行为发育和后期代谢结局的评估。

表 4-2　BPD 营养评估与监测

项目	住 院 期 间	出 院 后
参考标准	① 宫内标准采用 Fenton 2013（22～50 周、横向、性别，https://live-ucalgary. ucalgary. ca/resource/preterm-growthchart）；② 院内标准采用生长计算器（百分位、纵向、胎龄、性别，https://www.growthcalculator.org/）；③ 院内标准采用 Intergrowth-21st 标准（37 ～ 64 周、纵向，https://intergrowth21.tghn.org/）	① 采用 Intergrowth-21st 标准（37～64 周、纵向，https://intergrowth21. tghn. org/）；② 2016 WHO 儿童生长标准（40 周后、性别、年龄，https://www. who. int/childgrowth/standards/en/）；③ 2018 中国九市标准（性别、年龄）
监测纵向生长速度	纠正年龄至足月前参照正常胎儿宫内生长速度（不同胎龄生长速度参考表 4-3），目前普遍接受的宫内生长速度为每日 15～20 g/kg	① 纠正年龄至足月后 6 个月的生长速度可以参考表 4-4；② 参考 WHO 0～2 岁足月儿纵向生长数据（https://www. who. int/childgrowth/standards/en/），建议早产儿高于此标准
监测与评估频率	体重（kg）：每天测量 1 次至 28 天或停静脉营养，之后每周测量 1 次；身长（cm）：每周测量 1 次；头围（cm）：每周测量 1 次	至矫正年龄 1 岁：建议每月 1 次；1～2 岁：2～3 个月 1 次；2～3 岁：3 个月 1 次；>3 岁：半年 1 次
生化指标[a]	根据病情选择 1～2 周监测 1 次	在临床表现评估基础上，选择监测项目

(续表)

项目	住 院 期 间	出 院 后
体成分评估	① 皮褶厚度；② 身体指数：如身长的体重、BMI[体重(kg)/身长(m)²]Ponderal 指数[体重(g)/身长(cm)³×100]；③ 双能 X 线吸收；另外还有排气量体积描记法、生物电阻抗、磁共振等	① 皮褶厚度；② 身体指数：如身长的体重、BMI[体重(kg)/身长(m)²]和 Ponderal 指数[体重(g)/身长(cm)³×100]；③ 双能 X 线吸收；另外还有排气量体积描记法、生物电阻抗、磁共振等
喂养膳食评估	可选用新生儿口腔运动评定量表(Neonatal Oral Motor Assessment Scale, NOMAS)、早期喂养技能评估(Early Feeding Skills Assessment, EFS)等。同时评估喂养途径、奶量、奶类、喂养频次、吃奶时长，并计算能量、蛋白质、维生素等摄入	可选用新生儿口腔运动评定量表(Neonatal Oral Motor Assessment Scale, NOMAS)、早期喂养技能评估(Early Feeding Skills Assessment, EFS)等。同时评估喂养途径、奶量、奶类、喂养频次、吃奶时长，并计算能量、蛋白质、维生素等摄入

[a]生化指标包括血红蛋白、红细胞、血清铁蛋白、前白蛋白、钙、磷、骨碱性磷酸酶、25(OH)D 等。体格发育指标可采用百分位数法、标准差或 Z 值法。Z＝体格测量值－同年龄同性别中位数/标准差(SD)。

引自：《中国当代儿科杂志》编辑委员会，中国医师协会新生儿科医师分会营养专业委员会.早产儿支气管肺发育不良营养管理专家共识[J].中国当代儿科杂志，2020，22(1)：1-10.

表 4-3 胎儿宫内生长速度

单位：(每日 g/kg)

胎龄(周)	体重增长
<28	20.0
28～31	17.5
32～33	15.0
34～36	13.0

（续表）

胎龄（周）	体重增长
37～38	11.0
39～41	10.0

引自：《中华儿科杂志》编辑委员会,中华医学会儿科学分会儿童保健学组,中华医学会儿科学分会新生儿学组.早产、低出生体重儿出院后喂养建议[J].中华儿科杂志,2016,54(1)：6-12.

表4-4 早产儿半岁内的生长速度

矫正年龄	体重增长/ （g/周）	身长增长/ （cm/周）	头围增长/ （cm/周）
足月至<3个月	170～227	1.0	0.5
3～6个月	113	0.5	0.2

引自：《中华儿科杂志》编辑委员会,中华医学会儿科学分会儿童保健学组,中华医学会儿科学分会新生儿学组.早产、低出生体重儿出院后喂养建议[J].中华儿科杂志,2016,54(1)：6-12.

五、干预措施的触发标准

新生儿从出生进行初步复苏需要氧疗开始就要触发肺保护策略,评估有无BPD。一旦评估出BPD的发生,就要及早进行干预,根据临床BPD的分度触发BPD的干预节点(表4-5)。

表4-5 BPD干预节点与分度

孕 周	<32周	≥32周
干预时间节点	纠正36周或出院(先发生)21%氧疗至少28天+	纠正>28天但<56天21%氧疗至少28天+

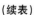

（续表）

轻度 BPD	纠正 36 周或出院时氧疗	纠正 56 天或出院时氧疗
中度 BPD	纠正 36 周或出院时需要＜30％氧浓度	纠正 56 天或出院时需要＜30％氧浓度
重度 BPD	纠正 36 周或出院时需要≥30％氧疗和（或）正压通气（PPV 或 NCPAP）	纠正 56 天或出院时需要≥30％氧疗和（或）正压通气（PPV 或 NCPAP）

引自：ALAN H. JOBE，EDUARDO BANCALARI. Bronchopulmonary Dysplasia[J]. Am J Respir Crit Care Med，2001，163：1723-1729.

六、干预措施

（一）产前及产房的肺保护策略

1. 产前激素

母亲有早产征兆的新生儿在分娩前就开始使用激素，以便减轻肺水肿等的发生。

2. 产房复苏管理

新生儿出生后尽早建立有效通气并维持功能残气量，有自主呼吸的新生儿，产房内应尽早开始呼气末正压（positive end expiratory pressure，PEEP）或持续气道正压（continuous positive airway pressure，CPAP）支持，帮助新生儿尽快建立稳定的功能残气量（functional residual capacity，FRC），是避免气管插管、降低 BPD 发生率的有效措施。这一目标可通过 T-组合复苏器和空氧混合仪、CPAP 或呼吸机等设备来实现，初始压力可设置为 5～6 cmH_2O（1 cmH_2O＝0.098 kPa）、CPAP5～

8 cmH$_2$O,氧浓度 0.21~0.3,7~10 分钟达到导管前氧饱和度>85%,当氧浓度需要>0.3~0.4 或有进展时才考虑气管插管。复苏后使用持续正压通气,维持持续 CPAP 预防肺塌陷,使用合理的持续正压以维持 FRC。

3. 应用肺表面活性物质

新生儿出生后早期应用肺表面活性物质(pulmonary surfactant,PS),必要时予机械通气辅助呼吸,可明显改善肺部氧合情况,减少肺组织损伤,降低气漏、BPD 及颅脑损伤等并发症的发病率。如果复苏需要插管,考虑应用 PS、CPAP 下氧浓度需求超过 0.3~0.5、早期选择性使用 PS,应用 PS 时使用呼吸机避免球囊加压给氧预防肺损伤。

(二) 合理用氧

新生儿生后早期高氧浓度是发生 BPD 的独立危险因素,因此推荐出生胎龄<32 周的新生儿由 0.30 的氧浓度开始复苏。然而低氧血症也可导致多脏器受损,增加病死率,目前国际上普遍认为在矫正胎龄 32 周前的目标氧饱和度以 0.90~0.94 为宜。

(三) 呼吸窘迫综合征阶段的呼吸管理

新生儿生后早期的肺部病理改变,以表面活性物质缺乏所致的肺萎陷呼吸窘迫综合征(respiratory distress syndrome,RDS)为主。此阶段肺顺应性显著降低,气道阻力基本正常,时间常数缩短,肺部病变均一,因此呼吸管理的主要目的为治疗 RDS,尽可能避免各种原因所致的肺损伤,避免气管插管或缩短机械通气时间。

1. 补充表面活性物质

若新生儿在 CPAP 支持下仍呼吸窘迫、吸入氧气浓度>0.30,应给予外源性表面活性物质。传统上表面活性物质通过气管插管给药,给药前后一段时间的气囊正压通气或机械通气难以避免,易造成肺损伤。微创表面活性物质注入(less invasive surfactant administration, LISA)或微创表面活性物质治疗(minimally invasive surfactant therapy,MIST)近年逐渐在临床开展,以细小的导管代替气管插管注入表面活性物质,过程中无须中断 CPAP(LISA)或仅短暂脱离 CPAP(MIST)。目前已有证据证明 LISA 或 MIST 能够降低新生儿病死率或BPD 发生率。对于熟练掌握该技术的中心,可将 LISA或 MIST 作为早产儿肺保护性策略的一部分而应用于临床。

2. 无创呼吸支持

可供选择的无创呼吸支持除了研究最多的 CPAP,还包括经鼻间歇正压通气(nasal intermittent positive pressure ventilation,NIPPV)、双水平正压通气(bi-level positive airway pressure,BiPAP)、加温湿化高流量鼻导管通气(high flow nasal cannula, HFNC)和经鼻无创高频通气(nasal high frequency ventilation,NHFV)。与早期接受 CPAP 相比,早期开始 NIPPV 的早产儿最终需要气管插管的比例较低,但 BPD 发生率并没有下降。比

较 NIPPV 与 CPAP 用于撤离呼吸机后的呼吸支持的效果,发现 NIPPV 显著降低再次气管插管率,但未能降低 BPD 发生率。HFNC 近年逐渐普及,虽然 HFNC 操作简单,鼻黏膜损伤也较 CPAP 更少,但 BPD 发生率没有明显差别。由于超低出生体重儿呼吸驱动较弱,HFNC 不能提供足够的 PEEP,当 HFNC 作为 RDS 初始治疗或拔管后的呼吸支持,失败率明显高于 CPAP,因此出生胎龄<28 周的超低出生体重儿不建议在初始治疗时选择 HFNC。近几年陆续有 NHFV 用于新生儿的报道,研究对象的出生胎龄基本在 30 周以上,最佳呼吸机参数、对 BPD 的影响以及安全性等资料目前均不充足。早期 CPAP 较气管插管可减少新生儿 BPD 的发生,且在矫正胎龄 36 周时,CPAP 需氧治疗明显少于气管插管。总之,并无证据显示哪种无创呼吸支持模式在降低 BPD 发生率上更具优势。

3. 机械通气

对于无创呼吸支持失败的新生儿,需要气管插管机械通气,支持模式及参数应依据新生儿肺部病理生理及呼吸力学情况进行选择,在保证足够呼吸支持的同时尽量避免或减少机械通气相关肺损伤。近年研究较多的目标潮气量通气(volume targeted ventilation,VTV)与压力限制性通气相比,可显著缩短机械通气时间,降低重度脑室内出血、气胸和 BPD 的发生率。因生后早期肺部病理生理改变以 RDS 为主,推荐使用容量保证的通气模式潮气量,参数设置建议小潮气量($4\sim6$ mL/kg)、短吸气时间($0.3\sim0.4$ 秒)、快通气频率($30\sim60$ 次/分钟),并提供足够的 PEEP($5\sim8$ cmH$_2$O)。HFV-潮气量使用标准为,潮气量保持相互平衡,合理使用,过高和过低都会引起肺损伤。观察肺呼吸曲线,使用压力容量环,压力过负荷最小化,预防肺萎陷损伤,同时注意避免肺过度膨胀。机械通气模式也可直接选择高频通气,可能比常频通气更利于肺泡募集,使 BPD 的风险略有下降,并改善新生儿学龄期肺功能,但由于不同临床试验中高频通气起始时间、参数设置及试验结果的差异性较大,其安全性及有效性尚未确定。此外,使用密闭式吸痰管吸痰,不常规吸痰,根据临床需要吸痰,可以避免呼吸机漏气脱管发生肺塌陷的情况。

4. 氧疗的评估

氧疗时使用空氧混合仪调节氧浓度;使用每日动态图指导呼吸支持和氧疗以维持 70% 以上时间 SpO$_2$ 在报警范围;使用较高的监护设定;氧饱和度报警设限。氧饱和度报警设置:下限为目标氧饱和度低值下降 2%,上限为目标氧饱和度低值上升 2%。

(四) BPD 发展阶段的呼吸管理

BPD 的发展是一个进行性的过程。出生后 $1\sim2$ 周,随着 RDS 的恢复,呼吸机参数逐渐降低,应尽早改无创呼吸支持。若生后 1 周仍需气管插管机械通气,BPD 的风险将显著增加。若时间上 RDS 病程理应进入恢复期,但新生儿呼吸机条件及吸入氧浓度持续不降或降而复升，需重点考虑是否有造成肺损伤的因素持续存在，如宫外发育迟缓、合并动脉导管未闭（patent ductus arteriosus，PDA）或肺部感染。根据临床尽早拔管；使用 CPAP 或其他无创正压通气，不包括无创高频通气，以提供拔管后有效正压；拔管后不立即使用无创高频通气。应对肺部病理及呼吸力学进行动态评估，评估肺部病理的逐渐改变，气道阻力有无增加，时间常数有无延长。该阶段呼吸支持的目的主要为维持正常气体交换，减少呼吸做功，促进肺的生长和愈合，同时避免进一步肺损伤。

（五）早期感染的防治

宫内感染和生后感染均与 BPD 密切相关。母亲绒毛膜炎使新生儿早发败血症、BPD 的发生率和病死率增加，及时诊断与治疗早发败血症意义重大。但应注意合理应用抗菌药物，避免不必要的广谱抗菌药物长时间暴露。有临床研究提示解脲脲原体宫内感染使早产儿 BPD 风险增加，但尚不能证实阿奇霉素等药物治疗的有效性。控制和减少新生儿生后感染的发生，如呼吸机相关性肺炎（ventilator-associated pneumonia，VAP）、血流感染。

（六）循环管理

1. PDA 的干预

PDA 的诊断主要通过临床症状、体征和心脏超声。常见的 PDA 临床表现包括呼吸暂停、对氧或呼吸机参数的要求增加、代谢性酸中毒、心动过速、心前区搏动增强、低血压(尤其低舒张压)、脉压差增大(>25 mmHg)、胸骨左缘第二肋间闻及收缩期或连续性杂音等。

(1) 药物治疗

非甾体类抗炎药吲哚美辛和布洛芬是目前常用的,均属于环氧化酶抑制剂,减少前列腺素合成。吲哚美辛的经典用法为每剂 0.2 mg/kg,间隔 12 小时,连用 3 剂,年龄>7 日龄的新生儿,第 2、3 剂的剂量增加至 0.25 mg/kg。布洛芬的常用剂量为首剂 10 mg/kg,以后每剂 5 mg/kg,连用 2 剂,每剂间隔 24 小时;也有用首剂 20 mg/kg,以后 2 剂都用 10 mg/kg,关闭率更高,但应注意剂量增加后的不良反应。药物主要不良反应有肾脏低灌注、出血倾向、NEC 和自发性肠穿孔。布洛芬和吲哚美辛相比,在关闭 PDA 的效果上没有差别,但肾功能受损、少尿、NEC 等不良反应发生率更低。另外,两种药物都会干扰白蛋白和胆红素的结合,具有潜在增加胆红素脑损伤的风险。环氧化酶抑制剂治疗的禁忌证包括活动性出血或凝血功能障碍、NEC 或可疑 NEC、血肌酐水平≥15 mg/L、尿量<1 mL/(kg·h)、血小板计数≤60×10^9/L、达到换血水平的高胆红素血症。

(2) 手术结扎

若 PDA 经 2 个疗程药物治疗后仍无法关闭,或存在药物治疗禁忌证者考虑手术结扎。

2. BPD 相关 PH 的干预

BPD 相关 PH 的病理改变包括肺小动脉数量减少、

肺血管重塑、肺小动脉壁异常肌化。PH 的高危因素主要有宫内生长迟缓、羊水过少、合并 PDA、反复感染、BPD 等。BPD 相关 PH 的临床表现有长期呼吸机或氧依赖、呼吸支持的需求进行性增高、对氧浓度的需求与肺部疾病本身的严重程度不成比例、反复发绀、能量供应充分的情况下仍体重增长缓慢、明显高碳酸血症、持续肺水肿等。具有 PH 高危因素的新生儿一定要密切观察其临床表现的变化。

（1）供氧

为了避免反复发作性或持续性的低氧血症，需要合理用氧，维持目标氧饱和度为 $92\%\sim95\%$。

（2）一氧化氮吸入

急性 PH 危象时可给予一氧化氮（NO）吸入，初始浓度为 $(10\sim20)\times10^{-6}$，待稳定后逐步降低 NO 浓度直至撤离。新生儿病情稳定后联用西地那非有助于 NO 的成功撤离。

（3）西地那非

西地那非为磷酸二酯酶-5 抑制剂，是 BPD 相关 PH 治疗中应用经验最多的药物，常用初始口服剂量为 $0.3\sim0.5\,\mathrm{mg/kg}$，每 8 小时 1 次，逐渐增加至 $2\,\mathrm{mg/kg}$，6 小时 1 次或 8 小时 1 次（婴儿最大剂量每天不超过 $30\,\mathrm{mg}$）。主要不良反应为低血压、增加胃食管反流、阴茎勃起，长期使用（>2 年）可能使病死率增加。

（4）波生坦

波生坦是内皮素受体拮抗剂，初始口服剂量为 $0.5\sim$

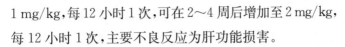

1 mg/kg,每 12 小时 1 次,可在 2～4 周后增加至 2 mg/kg,每 12 小时 1 次,主要不良反应为肝功能损害。

（5）曲前列尼尔

曲前列尼尔开始剂量 2 ng/(kg·min),静脉或皮下注射,每 4～6 小时逐渐增加至 20 ng/(kg·min),若新生儿耐受良好,剂量还可以逐渐增加。需注意的是,上述 PH 靶向治疗药物在新生儿中大多属于超说明书应用,仅限于明确诊断和积极治疗原发病的基础上应用。

（七）营养支持

1. 液体量的摄入

BPD 的新生儿由于长期呼吸做功增加、慢性应激、限制液体摄入、利尿剂和糖皮质激素治疗等原因,宫外生长迟缓的发生率很高,而营养不良又会阻碍肺的生长发育和修复,因此充足的能量和营养素摄入尤为重要。BPD 的新生儿优化早期营养,出生 4 小时内就开始使用静脉高营养。对能量的需求高于一般早产儿,在病情不稳定阶段一般需要 504～546 kJ/(kg·d)[120～130 kcal/(kg·d)]的能量摄入才能获得理想的体重增长。虽然 BPD 患儿容易出现肺间质水肿,但尚无研究证实限制液量对 BPD 治疗有效,过度限制液量反而影响营养供给,影响肺发育和肺损伤修复,因此一般将液体量控制在 130～150 mL/(kg·d)。肠内营养首选强化母乳,其次为早产儿配方乳。当限制液体量和保证营养摄入之间矛盾突出时,可根据新生儿耐受情况选择高密度强化母乳或特殊配方。足够的呼吸支持可以避免频繁低氧发作和呼吸做功增加所致的额外能量消耗,对于改善 sBPD 的营养状况十分重要。

2. 营养素的补充

BPD 新生儿中代谢性骨病很常见,其原因包括矿物质和维生素 D 摄入不足、长期缺乏活动以及糖皮质激素、利尿剂等药物暴露。由于长骨 X 线片上出现改变时骨质已缺失 20%～30%,因此应尽早开始补充足量的钙、磷和维生素 D,并注意监测血钙、血磷、碱性磷酸酶、甲状旁腺激素水平等生化指标。欧洲儿科胃肠病学、肝病学和营养协会的肠外营养指南推荐的早产儿生长期钙需要量为 100～140 mg/(kg·d)[1.6～3.5 mmol/(kg·d)],磷需要量为 77～108 mg/(kg·d)[1.6～3.5 mmol/(kg·d)],维生素 D 需要量为 80～400 U/(kg·d)。我国"早产、低出生体重儿出院后喂养建议"推荐早产儿生后即应补充维生素 D 800～1 000 U/d,3 月龄后改为 400 U/d。

3. 尽早训练经口喂养

大部分 BPD 的新生儿能顺利从管饲过渡至经口喂养,但部分 sBPD 患儿由于前期反复气管插管、吸痰、插入鼻饲管等负性口腔刺激,会导致显著的"口腔厌恶"。另外,长时间气管插管引起的上腭沟形成、呼吸吞咽不协调、胃食管反流或气管、支气管软化等,也是不能顺利建立经口喂养的常见原因。对于这部分患儿,应尽早开始经口喂养训练。

（八）药物干预

1. 咖啡因

新生儿使用咖啡因可预防及治疗呼吸暂停，早期使用咖啡因可减少脑性瘫痪及认知延迟等神经发育损害。Schmidt 等证实咖啡因有助于早产儿缩短机械通气和用氧时间，降低 BPD、PDA 的发生率，改善神经发育预后。加拿大新生儿协作网资料也显示，早期（出生 48 小时内）开始应用咖啡因可以更早撤离呼吸机，降低 BPD、PDA 及神经系统不良预后的发生率。常用剂量为首剂枸橼酸咖啡因 20 mg/kg，24 小时后开始维持量 5 mg/(kg·d)，静脉输注或口服，每天 1 次，一般持续至矫正胎龄 33～34 周。

2. 糖皮质激素

糖皮质激素因具有抗炎、减轻肺水肿和支气管痉挛等作用，而被用于 BPD 的预防和治疗。由于新生儿激素应用的短期不良反应及对神经发育的潜在不良影响，应用时应权衡激素对呼吸系统的益处及全身不良反应，包括脑性瘫痪的风险。大剂量长疗程激素预防或早期治疗 BPD 的方法已被摒弃。地塞米松是最常用的糖皮质激素，生后 1 周内地塞米松静脉推注虽能尽早撤离呼吸机，降低 BPD 发生率，但高血压、高血糖、消化道出血、胃肠穿孔等不良反应的发生率高，远期神经系统后遗症，尤其脑性瘫痪的发生率显著增加，因此不推荐地塞米松早期全身性应用。而出生 1 周后短期小剂量地塞米松也可以促使新生儿尽早拔除气管插管,降低 BPD 发生率,且消化道穿孔、坏死性小肠结肠炎和远期神经发育的不良结局并未增加。因此,机械通气 1～2 周仍不能撤机的 BPD 高风险患儿,可考虑地塞米松治疗。目前应用较多的是短疗程低剂量的地塞米松随机试验方案,起始剂量 0.15 mg/(kg·d) 静脉推注,持续 3 天,减量至 0.10 mg/(kg·d) 持续 3 天,再减量至 0.05 mg/(kg·d) 持续 2 天,最后减量至 0.02 mg/(kg·d) 持续 2 天,整个疗程持续 10 天,累积剂量 0.89 mg/kg。至于氢化可的松的静脉推注和糖皮质激素的吸入治疗,目前均无法证明可以减少死亡或 BPD 发生。

（九）临床监测指标

1. 转运

转运前、途中、后体温记录及用氧情况登记。

2. 生长指标

定期监测体重、头围、身高等生长指标,监测血液生化代谢指标。

3. 呼吸管理

监测容量保证/常频下呼吸波形使用;无创二氧化碳/有创二氧化碳（PCO_2）监测。

4. 合理用氧

接受氧疗的患儿,通常需要 SpO_2 监测,氧饱和度应维持在 92% 以上;氧浓度需要 >21% 维持时,设置目标氧饱和度。

5. 其他

第一周合理液体管理；营养生长监测；PDA 管理；神经发育评估等。

第四节　视网膜病变的预见性评估

早产儿视网膜病变（retinopathy of prematurity，ROP）是指在孕 36 周以下、低出生体重儿、长时间吸氧的早产儿，其未血管化的视网膜发生纤维血管瘤增生、收缩，并进一步引起牵拉性视网膜脱离和失明。该病以往曾称为 Terry 综合征或晶状体后纤维增生症，但后者仅反映了该病的晚期表现。ROP 是发生在早产儿的眼部疾病，严重时可导致失明，其发生原因是多方面的，与早产、视网膜血管发育不成熟有密切关系，用氧是抢救的重要措施，又是致病的常见原因。胎龄、体重愈小，发生率愈高。随着我国新生儿抢救水平的提高，使原来不能成活的新生儿存活下来，ROP 的发生率也相应增加。

一、危险人群

我国每年约有 1/5 的早产儿面临 ROP 的发生，ROP 大多发生于早产儿、孕周＜36 周的低出生体重儿、有过度吸氧史的患儿。在发达国家，ROP 是小儿致盲的主要眼疾，最早出现在矫正胎龄（孕周＋出生后周数）32

周的新生儿中。

二、高危因素和预防策略

（一）高危因素

1. 早产低出生体重

ROP 的发病因素很多,但目前公认早产低出生体重是发生 ROP 的最根本原因,高危因素为早产,常见于 VLBW 和 ELBW。CRYO－ROP 小组研究显示,在出生体重<750 g、750～999 g、1 000～1 250 g 的新生儿中 ROP 发生率分别为 90％、78.2％、46.9％;在胎龄≤27周、28～31 周、≥32 周早产儿中 ROP 发生率分别为 83.4％、55.3％、29.5％;且 2 期以上 ROP 发生率随出生体重和胎龄的增加而下降,表明胎龄越小,出生体重越轻,视网膜发育越不成熟,ROP 发生率越高,且病情越严重。

2. 氧疗

新生儿由于呼吸系统发育不成熟,通气和(或)换气功能存在障碍,需要氧疗才能维持正常呼吸。氧疗与 ROP 的发生存在一定关系,但不是绝对相关,有些不吸氧的 VLBW 也可能发生 ROP。氧疗是否会导致 ROP 的发生取决于吸氧浓度、氧疗方式、氧疗时间、氧分压的波动、对氧的敏感性等因素。

3. 二氧化碳分压

动脉血二氧化碳分压（$PaCO_2$）与 ROP 有关,当二氧化碳分压过低时,可造成脑血管收缩也使视网膜血管收缩，导致视网膜缺血。

4. 感染

感染与 ROP 的发生有密切的关系，感染会引起早产。新生儿感染后，体内可出现多种介质，如血栓素 A2 及前列腺素的产生，导致血栓和对血管细胞的毒性，从而引起视网膜缺血，视网膜血管增生会产生氧自由基，使含低水平抗氧化不成熟的视网膜进一步缺血，血管异常增生。

5. 贫血和输血

新生儿贫血和反复输血也是导致 ROP 发生的危险因素。因为贫血造成携带氧气减少可致使视网膜缺血缺氧导致其血管增生，也可能是因为贫血的新生儿身体状况较差；输血导致血浆游离铁增多可致 ROP 发病率增加，同时在输血时会发生血压和血氧的波动，反复的血压和血氧波动也是 ROP 发生的重要因素。

6. 其他因素

基因差异及种族。

有研究显示，吸氧时间相同的新生儿 ROP 发生有明显的个体差异，表明可能与相关的基因或种族有关，也可能与高胆红素血症、贫血、输血、呼吸暂停、感染、酸中毒等有关。

（二）预防策略

对新生儿严格限制用氧、掌握氧疗指征、选择合适的氧疗及呼吸支持方式，是唯一的有效预防措施。

1. 头罩吸氧或改良鼻导管吸氧

用于有轻度呼吸窘迫的新生儿。给氧浓度要视病情需要而定,开始时可建议试用浓度 0.3～0.4 的氧,10～20 分钟后根据 PaO_2 或 $TcSO_2$ 调整。如需长时间吸入高浓度氧(>40%)才能维持 PaO_2 稳定,应考虑采用呼吸机辅助呼吸。

2. 无创辅助呼吸

早期应用可减少机械通气的需求,压力为 2～6 cmH_2O,流量为 3～5 L/分。要使用装有空气、氧气混合器的鼻塞持续气道正压给氧(nCPAP)或使用其他装置,以便调整氧浓度,避免纯氧吸入。

3. 有创机械通气

当临床上表现重度呼吸窘迫,吸入氧气浓度(FiO_2)>0.5 时,PaO_2<50 $mmHg$、PCO_2>60 $mmHg$ 或有其他机械通气指征时,需及时给予气管插管机械通气,避免过度用氧。

三、评估的时机

首次筛查评估时间最好同时考虑生后日龄和矫正胎龄两个时机,尤其是出生胎龄越小,发生 ROP 的时间相对越晚(表 4-6)。大多数国家将 ROP 首次筛查评估时间定在出生后 4 周或矫正胎龄 32 周,进行第 1 次眼底检查。眼底随访检查时间:双眼无病变或仅有 I 期病变者隔周复查 1 次,直到矫正胎龄 44 周或 ROP 退行、视网膜

191

血管长到锯齿缘为止；Ⅱ期病变或阈值前病变或 Rush 病变者每周复查 1 次，ROP 程度下降者则每 2 周检查 1 次，直至病变完全退行；Ⅲ期病变者每周复查 2～3 次，可以考虑在诊断后尽早(72 小时内)进行激光或冷凝治疗。随访评估的时间应根据上一次的眼底检查结果，由眼科医生来决定。

表 4-6　根据出生胎龄决定首次评估时机

胎龄(周)	首次检查矫正胎龄(周)	首次检查生后日龄(周)
22	31	9
23	31	8
24	31	7
25	31	6
26	31	5
27	31	4
28	32	4
29	33	4
30	34	4
31	35	4
32	36	4

引自：邵肖梅,叶鸿瑁,邱小汕.实用新生儿学(第五版)[M].北京：人民卫生出版社,2019：1028.

四、主要评估内容

(一) ROP 活动期的眼部症状的评估内容

1. 眼部症状分 5 个阶段

病变严重程度分为 5 期，包括血管改变阶段、视网膜病变阶段、早期增生阶段、中度增生阶段和极度增生阶段。不是所有病例都要经历以上的 5 个阶段,约 1/3 病例在第一阶段,1/4 在第二阶段停止进行,其余则分别在第三、第四、第五阶段停止进行而进入纤膜形成期,病程一般为 3～5 个月。

1 期约发生在矫正胎龄 34 周,在眼底视网膜颞侧周边有血管区与无血管区之间出现分界线;**2 期**平均发生在 35 周(32～40 周),眼底分界线隆起呈嵴样改变;**3 期**发生在平均 36 周(32～43 周),眼底分界线的嵴上发生视网膜血管扩张增殖,伴随纤维组织增殖,阈值前病变发生在平均 36 周,阈值病变发生在平均 37 周;**4 期**由于纤维血管增殖发生牵引性视网膜脱离,先起于周边,逐渐向后极部发展,此期据黄斑有无脱离又分为 A 和 B,A 无黄斑脱离,B 黄斑脱离;**5 期**视网膜发生全脱离(大约在出生后 10 周)。"Plus"病指后极部视网膜血管扩张、迂曲,存在"Plus"病时病变分期的期数旁写"+",如 3 期+。"阈值前 ROP",表示病变将迅速进展,需缩短复查间隔和密切观察病情,包括:1 区的任何病变,2 区的 2 期+、3 期、3 期+。阈值病变是必须治疗的病变,包括:1 区和 2 区的 3 期+相邻病变连续达 5 个钟点,或累积达 8 个钟点。

2. ROP 活动期的眼部症状的进展

ROP 的发生部位分为 3 个区:1 区是以视盘为中心,视盘中心到黄斑中心凹距离的 2 倍为半径的画圆;2

区以视盘为中心,视盘中心到鼻侧锯齿缘为半径的画圆;2区以外剩余的部位为 3 区。早期病变越靠后,进展的危险性越大。

（二）眼底检查

1. 眼底检查的时机

病变早期在视网膜有血管区和无血管区之间出现分界线是 ROP 临床特有体征。交界处增生性病变,视网膜走行异常,以及不同程度的牵拉性视网膜脱离,和晚期改变,应考虑 ROP 眼底检查诊断。

2. 眼底检查的内容

视网膜病变之后眼科医生眼底检查时会看到视网膜神经纤维层出现毛细血管的内皮增殖小结,血管呈小球状,其周围可有纺锤状间叶细胞增殖,以致神经纤维层变厚,可有小出血及水肿。神经纤维层进一步增厚,新生的毛细血管芽穿破内界膜达视网膜表面,严重者可进一步进入玻璃体,可在其中继续生长成血管纤维膜,产生出血或牵引性视网膜脱离。晶体后可见不同程度的血管纤维膜形成,与视网膜之间的纤维条索相连。虹膜周边会发生前粘连、后粘连、瞳孔膜形成以及继发性青光眼的变化。

（三）多普勒超声波检查

怀疑视网膜病变之后应进一步行多普勒超声检查确诊眼部病变问题。检查时将增益调整至最大,应用 8 点位检查法对玻璃体进行全面检查,然后衰减增益至正常范围,观察眼部病变形态改变。

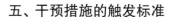

五、干预措施的触发标准

因未完全血管化的视网膜对氧产生血管收缩和血管增殖,而引起正常视网膜血管约在胚胎 36 周时发育达到鼻侧边缘,40 周时达到颞侧缘。此期内暴露于高浓度氧,会引起毛细血管内皮细胞损伤、血管闭塞,刺激纤维血管组织增生。该病一旦发生,进展很快,可有效治疗的时间窗口很窄,因此应对 37 周以下早产儿出生后及时进行眼科检查,对高危者应需要触发干预措施每周进行检查评估。

六、干预措施

(一) 严格限制用氧

对新生儿严格限制用氧是唯一的有效预防措施,除非因缺氧而有生命危险时才必须用氧,用氧浓度不超过0.4,时间亦不宜太长。复苏或氧疗时要使用空氧混合仪和血氧监测仪,以控制氧浓度,尽可能使用最低氧浓度保持经血氧饱和度的稳定,同时保持心率在正常范围,在开始用氧复苏时使用 0.3～0.4 氧浓度,然后根据情况进行调节。

1. 严格掌握氧疗指征

对临床上无发绀、无呼吸窘迫、PaO_2 或 $TcSO_2$ 正常者不必吸氧。对呼吸暂停者主要针对病因治疗,必要时才采取间断吸氧。

2. 氧疗过程应密切监测

在氧疗过程中,应密切监测 FiO_2、PaO_2 或 $TeSO_2$。在不同的呼吸支持水平,都应以最低的氧浓度维持 PaO_2 $50\sim80$ mmHg,$TeSO_2$ $90\%\sim95\%$。在机械通气时,当患儿病情好转、血气改善后,及时降低 FiO_2。调整氧浓度应逐步进行,以免波动过大。进行极低体重儿氧疗必须具备相应的监测条件,如氧浓度测定仪,血气分析仪或经皮氧饱和度测定仪等,如不具备氧疗监测条件,应转到具备条件的医院治疗。

3. 查找病因对症治疗

如新生儿对氧浓度需求高,长时间吸氧仍无改善,应积极查找病因,重新调整治疗方案,给予相应治疗。

4. 做好父母健康教育

对极低出生体重儿用氧时,一定要告知父母极低出生体重儿血管不成熟的特点、极低出生体重儿用氧的必要性和可能的危害性。

5. 眼科 ROP 筛查

凡是经过氧疗,符合眼科筛查标准的新生儿,应在出生后 $4\sim6$ 周或矫正胎龄 $32\sim34$ 周时进行眼科 ROP 筛查,以早期发现,早期治疗。

(二) 生命体征和血气分析的监测

密切监测生命体征的变化,保持血氧的稳定,血氧的波动会引起血管的痉挛,增加 ROP 的发生。根据动脉血气分析的结果,了解新生儿动脉氧分压和二氧化碳分压

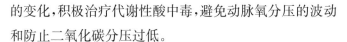

的变化,积极治疗代谢性酸中毒,避免动脉氧分压的波动和防止二氧化碳分压过低。

（三）预防和控制感染的发生（见本章第一节感染的预见性评估）

（四）预防贫血的发生

预防贫血的发生,减少因为贫血而必须给予的输血治疗。建立脐动脉置管或外周动脉置管,持续监测有创血压,了解血压的变化,使血压维持在正常并稳定的水平。新生儿很容易因为频繁抽取血标本而引起贫血,所以必须准确记录采血量,避免医源性的失血,预防贫血的发生。

（五）应用维生素

有文献报道维生素早期大剂量应用也可能有一定预防作用,但是缺乏大数据的证实,仍需进一步研究。

（六）合理散瞳

为了预防继发性青光眼的发生,活动期重症病例,必须经常予以散瞳,眼底检查前也需要予以散瞳,以免虹膜后粘连。散瞳剂以 2% 阿托品为宜,可避免阿托品中毒,并防止因长期持续的瞳孔散大而引起虹膜周边粘连。

第五节　喂养困难的预见性评估

喂养困难在 NICU 的新生儿中较为常见,根据目前的研究现状,新生儿喂养困难可以包含两方面的含义,一种临床表现为呕吐、腹胀、胃内食物潴留、胃食管反流等，也可以称为喂养不耐受。另外，一种表现为由于吸吮-吞咽-呼吸不协调，经口喂养困难而需要长期管饲喂养，不能够顺利过渡到完全经口喂养。

一、新生儿喂养不耐受

（一）危险人群

喂养不耐受最常见的危险人群是早产儿，有资料显示，胎龄＜34周的早产儿喂养不耐受率为33.84%，新生儿喂养不耐受的发生率高达68.5%。表现为频繁呕吐，每天＞3次；胃潴留量超过上次喂养的1/3或24小时胃潴留量超过总喂养量的1/4，腹胀及排便不畅等。

（二）预防策略

新生儿医生需要合理决定何时开始喂养、增加的量以及停止喂养的时机，护士需要在喂养过程中通过观察有无胃潴留、腹胀、呕吐，判断喂养的耐受情况，这对预防新生儿喂养不耐受起着很重要的作用。

（三）评估时机

早产儿，尤其是极低出生体重儿在生后第一周内通常就会出现胃潴留，因此对于喂养不耐受的评估应该存在于每天的护理工作中。

（四）主要评估内容

1. 胃潴留

胃潴留是喂养不耐受最常见的临床表现之一。每次喂奶前需确定胃管的位置并抽取胃内容物,若未抽出胃内容物应当适当调整体位及胃管的位置,评估胃内容物的色、质、量。判断管饲喂养的量一般遵循以下原则:潴留量＜摄入量的 25％,潴留的胃内容物澄清或为半消化奶汁,腹软不胀,新生儿一般情况较好,可打回继续喂养。若潴留量＞25％,但＜50％,潴留物性状较好,一般打回,喂养量应减去潴留量;若潴留量＞50％,性状为未消化的奶汁,考虑胃肠道排空不畅,可弃去重新喂养,或潴留物为半消化奶汁可打回并停奶 1 次。需要注意的是,当潴留发生时,要根据早产儿的反应、潴留液的性质、腹部情况等综合评判,而不能单以潴留的量一概而论。

2. 腹胀

腹胀是喂养不耐受最常见的临床表现之一。当发生潴留量多,次数增多时,会出现腹胀的情况,应观察腹部情况,测量腹围,及时通知医师,听诊肠鸣音是否正常。在下次喂奶前要再次评估是否继续喂养。

3. 呕吐

呕吐是喂养不耐受最常见的临床表现之一。一旦出现呕吐,应及时通知医师,听诊肠鸣音是否正常,综合评估新生儿的情况判断是否继续喂养。

4. 新生儿的行为状态

喂养不耐受的初期变化往往比较微小,这就意味着医务人员需要敏锐地意识到新生儿行为状态的细小变化,如反应、体温、呼吸暂停等。若新生儿出现胃潴留量超过上次喂养量的 1/3 或 24 小时胃潴留量超过喂养总量的 1/4,或持续喂养时超过 1 小时的量,抽出的胃内容物为胆汁样液体,腹胀(24 小时腹围增加>1.5 cm 伴有肠型)、呕吐,大便隐血阳性,大便稀薄、呼吸暂停及心动过缓的发生增加明显,这时应及时暂停喂养,减量或改变喂养方式(改间歇喂养为持续喂养)。加强观察,若症状持续存在,应警惕发生坏死性小肠结肠炎,及时禁食并拍X 片以排除 NEC 的发生。

(五)干预措施的触发标准

虽然喂养耐受性对于新生儿很重要,但现在仍然缺乏全球统一认可的判断标准。临床上喂养不耐受通常包括腹胀、肠鸣音减弱或消失、胃潴留、呕吐和大便的改变等。有时其他一些非特异性的症状如呼吸暂停增加、心率减慢、血氧饱和度下降或嗜睡也可能提示喂养不耐受。但当出现明显胃肠道异常表现(呕吐、严重的腹胀、伴有肠形、便血)时,或胃肠道表现与窒息、心动过缓、低灌注和或血流动力学不稳定等全身症状相关时,应考虑 NEC 可能,需对新生儿进行全面的临床诊断。如果在肠内喂养中断后,根据临床情况排除 NEC 或其他疾病,则应尽快恢复肠内喂养,这可以避免不必要的长时间的禁食,后者会加速胃肠黏膜的萎缩并增加肠外营养的使用。但如果在缺乏显著临床症状的情况下而贸然中断或停止肠内喂养并无益处。因此,应该考虑新生儿综合情况,决定启动干预措施。

（六）干预措施

1. 红霉素

小剂量红霉素作为促胃肠动力药素应用 3～5 天可促进胃肠道动力，通过促进胃动素分泌，刺激胆碱能神经，减少胃窦部收缩，提高喂养不耐受性用来改善喂养。胎龄小于 34 周的新生儿乳糖酶缺乏为发育性的乳糖不耐受，乳糖酶活性低下，只有足月儿的 40%，发育性的乳糖不耐受可以引起喂养不耐受，可以通过摄入适量的乳糖酶加以改善喂养。益生菌可以减少 NEC 的发生率和严重程度，减少喂养不耐受性的发生，缩短全肠内营养的时间，但是要注意益生菌菌株的使用安全性和使用的数量。

2. 改善新生儿喂养不耐受发生的护理措施

从护理层面上也有一些措施能够有效地预防或者改善新生儿喂养不耐受的发生。

（1）体位。将新生儿抬高床头 30°～40°，在喂奶后采取右侧卧位、俯卧位都可以减少胃内潴留量，并防止反流物吸入。俯卧位能降低胃内容物对肺下段的压迫，肺通气/血流比值更合适，可改善肺通气，从而胃肠功能得到改善，胃排空时间缩短，减少喂养不耐受的发生。鸟巢式卧位使新生儿有边界感和安全感，有利于头手互动，维持生命体征的稳定，促进早产儿胃内容物的消化吸收，减少胃潴留量和反流，减少喂养不耐受的发生。胃食管反流主要干预措施是体位疗法，如保持直立位可在轻症新生儿进食时或进食后 1 小时内；俯卧位可防止反流物的吸入；重症新生儿需 24 小时持续体位喂养,可将新生儿放于 30°倾斜的木板上,取俯卧位,以背带固定,若仰卧位,取 50°角。此外少食多餐,喂以稠厚乳汁可改善症状。为了减少胃酸分泌、减少反流量可服用甲氰咪胍,如仍无效可慎用普瑞博思。如保守治疗 6 周无效,有严重并发症、严重食管炎或缩窄形成,则需手术治疗。

(2)刺激排便。有研究显示早产儿出生后每日给予开塞露灌肠,通过机械性刺激,反射性地增加胃肠蠕动,促使胎便早期排出,避免了胃肠功能的丧失,加速了胃肠运动对奶液形成的消化作用,有利于胃排空,增加早产儿对乳汁的摄入量和喂养的耐受性。当刺激排便与非营养性吸吮结合可明显减少新生儿胃潴留,腹胀消失时间,喂养耐受及达到完全胃肠道内喂养的时间更短。

(3)腹部按摩。腹部按摩对于胃肠蠕动是一种正向作用,可促进食物吸收,减轻腹胀。在喂奶前、后 30 分钟,顺时针方向环形按摩新生儿腹部,每次 3～4 下、5～10 分钟,可刺激新生儿体表的触觉感受器和压力感受器,反射性引起副交感神经兴奋,使胃泌素、胰岛素水平明显提高,促进营养物质的消化吸收和利用,减少喂养不耐受的发生。

二、新生儿经口喂养困难

(一)危险人群

经口喂养困难最常见的危险人群是新生儿,成功的经口喂养被认为是新生儿期最难获得的一项技能。对于新生儿来说,经口喂养是一个高度复杂的活动,涉及神经、运动、自主等多系统的整合、成熟和协调,包括嘴唇、下巴、脸颊、舌头、硬腭、咽喉部等多个解剖结构共同形成吸吮-吞咽-呼吸的节律性变化。新生儿的大脑发育不成熟,各种神经反射未完善,这一特征在经口喂养方面表现尤为突出,容易出现吸吮吞咽功能障碍、吸吮-吞咽-呼吸失调、行为状态组织能力下降等,导致经口喂养困难。早产、围生期窒息、感染等,均易出现新生儿喂养困难。

（二）预防策略

如何在合适的时机开始经口喂养,如何合理地进行经口喂养的推进对于新生儿经口喂养能力的形成至关重要,能够有效预防经口喂养困难的发生。但是目前国内外并没有统一的流程或者指南来指导新生儿经口喂养进程的推进。但是有研究显示,对于新生儿,早期的口腔运动干预有助于经口喂养的改善,能够缩短新生儿从管饲喂养过渡到完全经口喂养的时间,改善喂奶时的喂养效率。

（三）评估的时机

对于胎龄小于 32 周的早产儿来说,开奶后即可进行评估有无经口喂养的能力,生后第一周即可评估有无胃食道反流。消化道畸形手术术后,新生儿早期鼻胃管喂养期间可给予无菌棉签蘸取微量糖水经口吸吮,评估有无经口喂养能力,早期棉签蘸糖水喂养是极微量的,在胃肠功能暂未恢复前,为防止腹胀等并发症可开放胃肠减压引流出来,对胃肠道手术是安全的。目前国内外也出现了新的评估工具(见第三章喂养评估工具),能够通过对新生儿吸吮能力的客观评估,来决定开始经口喂养的时机,预测经口喂养困难的发生并给予及时的干预。

(四) 主要评估内容

1. 喂养进程

喂养进程即经口喂养的不同进展阶段,将开始经口喂养定义为首次经口奶瓶喂养≥5 mL/次,将经口喂养奶量 120 mL/(kg·d)定义为完全经口喂养,且无须管饲 48 小时。记录开始经口喂养时的矫正胎龄及完全经口喂养时的矫正胎龄。计算过渡时间,即从开始经口喂养转换到完全经口喂养所需的天数。

2. 喂养表现

喂养表现包括喂养效率(平均每分钟摄入奶量)和摄入奶量比(单次经口摄入奶量占医嘱奶量的比例)。在开始经口喂养和完全经口喂养这两个时间点分别选取 1 次喂奶活动进行观察,由床位护士进行经口摄入量及所用时间的记录,并计算喂养效率和摄入奶量比。

3. 吸吮脉冲和吸吮波峰

新生儿连续性的吸吮动作称为一个吸吮脉冲,与下一个吸吮脉冲之间的时间称为间隔时间,波峰是指吸吮正压或负压的最大值。

4. 体重评估

记录每天体重并计算体重增长速度。

5. 记录其他影响因素

其他影响因素包括进行喂养时评估新生儿氧饱和度下降、呼吸暂停等不良情况的发生次数，同时用Anderson行为状态量表评估新生儿喂养初的行为状态。

6. 食管钡餐造影

食管钡餐造影是检查食管功能最有用的诊断方法。根据反流的程度将本病分为5级：Ⅰ级反流至食管下端；Ⅱ级反流至食管隆突平面以上，颈部食管以下；Ⅲ级反流至颈部食管；Ⅳ级贲门完全松弛，反流至颈部食管；Ⅴ级反流合并气管或肺吸入。

（五）干预措施的触发标准

出生胎龄＜34周、出生体重＜1 500 g的早产儿，如果在36周时仍然不能完成完全经口喂养，则需要启动干预措施，在开始干预前30分钟避免接受其他操作，如抽血、眼底检查等。在干预过程中应密切监测新生儿的心率、经皮血氧饱和度、血压等，新生儿若出现医学上不稳定或/和发生血氧饱和度下降、窒息、心动过缓等应停止干预。

（六）干预措施

目前国内很多医院由康复治疗师或者国际认证母乳咨询师来承担新生儿经口喂养困难的干预工作，主要干预措施包括以下几个方面。

1. 非营养性吸吮

在管饲喂养前、喂养后给予新生儿吸吮无孔橡皮安抚奶嘴,每次共计 15 分钟,7～8 次/天。非营养性吸吮的操作由有临床工作经验的 NICU 护士实施,统一培训非营养性吸吮的干预方法,采用统一规格的安抚奶嘴,由专人负责消毒。

2. 口腔刺激

在管饲喂养前 15～20 分钟,进行口腔刺激,每天 1 次,共 12 分钟,通过对脸颊、嘴唇、牙龈、脸颊内侧、舌头等的刺激,提高新生儿面颊部肌肉的运动范围和张力,改善唇部的闭合功能,提高舌头的运动范围,进而改善其吞咽和吸吮能力(见第三章喂养评估工具中口腔运动干预方案)。

3. 两者联合使用

在管饲喂养前 15～20 分钟,进行 12 分钟的口腔刺激和 3 分钟的非营养性吸吮。口腔刺激操作步骤与上述口腔刺激相同,口腔刺激以及两者联合使用的干预由经过统一培训的新生儿科护士严格按照既定操作步骤进行。

第六节　颅内出血的预见性评估

新生儿颅内出血(intracranial hemorrhage,ICH)是新生儿脑损伤的常见形式,与围生期窒息缺氧和产伤密切相关,该病也是导致新生儿死亡的重要诱因之一。根据颅内出血位置的不同,可将其划分为以下几种类型:蛛网膜下腔出血、脑室周围-脑室内出血、小脑内出血及其硬脑膜下出血。其中足月儿多为硬膜下出血和蛛网膜下腔出血,而早产儿则以脑室周围-脑室内出血(periventricular-intraventricular haemorrhage,PVH‐IVH)为多见。

一、危险人群

新生儿颅内出血的危险人群是早产儿,刚出生的VLBW有重度IVH的风险更大。新生儿颅内出血以脑室内出血(intraventricular hemorrhage,IVH)多见,胎龄越小,其发生率越高。颅内出血是由先天脆弱的生发基质血管和脑血流量波动引起,在早产儿中是一个主要的并发症。IVH在新生儿中是个主要问题,IVH的新生儿有神经系统后遗症。

二、高危因素和预防策略

(一) 高危因素

1. 胎龄和出生体重

胎龄≤32周及出生体重≤1 500 g,普遍被认为是导致早产儿IVH的危险因素,国内外多项研究均报道,新生儿有较高的IVH发生率。≤32周早产儿室管膜下存在生发基质,由不成熟毛细血管组成,对缺氧、酸中毒等极为敏感,故易发生出血。

2. 孕母合并症

孕母合并症包括妊娠高血压及子痫前期、胎膜早破、前置胎盘、妊娠期糖尿病、妊娠期胆汁淤积综合征等,均可引起胎儿宫内急慢性缺氧,进一步导致 IVH。

3.宫内窘迫或出生后窒息

国内外有关宫内窘迫或出生后窒息对早产儿 IVH 影响的报道较多,故新生儿窒息、胎儿宫内窘迫是导致新生儿 IVH 主要危险因素。

4.脑血流动力学改变

新生儿脑血管自主调节功能差,机械通气时气管内吸引及代谢性酸中毒均可引起脑血流动力学改变,使 IVH 危险性增加。机械通气的新生儿 IVH 发生率是对照组的 1.1～6.6 倍,机械通气时气管内吸引可使脑血流速度加快,从而增加新生儿 IVH 危险性。新生儿呼吸窘迫综合征常合并呼吸衰竭及内环境紊乱,需机械通气、高浓度用氧,故新生儿呼吸窘迫综合征时 IVH 发生率增加。

5.代谢性酸中毒

代谢性酸中毒也可引起脑血流动力学改变,颅内血管破裂,导致 IVH。

6.分娩方式

关于分娩方式与 IVH 的关系,各家报道不一。大样本研究发现,阴道分娩与剖宫产在导致新生儿 IVH 上无明显差异;但也有研究发现,自然分娩时经过产道挤压,容易引起颅内血管破裂,较剖宫产更易导致新生儿发生 IVH。

（二）预防策略

新生儿颅内出血不仅与自身相关,还与产妇有着密切的关系,胎龄、体重、窒息病史、机械通气、胎膜早破、感染、羊水异常、阴道分娩可增加新生儿 IVH 发病率,在对新生儿管理中应根据颅内出血相关因素,采取相应的应对措施消除危险因素,尽可能地降低新生儿颅内出血的发生率。对新生儿应行常规头颅 B 超检查并动态观察,尽早发现、及时干预治疗,提高预后水平。

三、评估的时机

早产儿颅内出血 50% 开始于生后第 1 天,30% 发生在生后第 2 天,到早产儿生后 72 小时通过头颅超声可筛查出 90% 的早期颅内出血,Ⅲ或Ⅳ级 IVH 这些能改变治疗计划和预后信息的损伤,最晚在生后 3 周能被探查到。因此,新生儿应于出生后 3 天内和第 7 天,采用便携超声诊断仪行常规头颅超声检查进行评估。第 1 次超声评估检查时间为出生 3 天内,以后每周复查 1 次;如 2 次结果正常,每 2 或 3 周复查 1 次;若超声结果显示有 IVH 发生,每周进行 1 或 2 次超声复查,早生儿满月后可 2～4 周检查 1 次。通过超声检查了解脑室大小变化情况,直到病变稳定吸收。对于存在脑室扩大或脑实质软化的新生儿,继续定期超声随访,直到病灶稳定或开始吸收为止。

四、主要评估内容

（一）产前及产房评估内容

1. 糖皮质激素的使用

评估母亲产前有无使用糖皮质激素，是否足量疗程使用。

2. 硫酸镁治疗

评估即将发生早产的孕妇（胎龄<31+6周）有无使用硫酸镁治疗。

3. 延迟脐带钳夹

评估新生儿出生时有无延迟脐带钳夹。脐带延迟钳夹可以通过促进更有效的脑血管调节，增加血容量导致较高的脑血流量，减弱IVH的发生。

（二）全身症状的主要评估内容

1. 评估神志改变情况

有无易激惹、嗜睡或昏迷。

2. 评估呼吸改变情况

呼吸频率有无增快或减慢，不规则或暂停。

3. 评估颅内压力增高的情况

有无出现前囟隆起、血压增高、抽搐、角弓反张、脑性尖叫。

4. 评估眼征情况

有无出现凝视、斜视、眼球震颤等。

5. 评估瞳孔变化情况

有无出现瞳孔不等大或对光反射消失。

6. 评估肌张力情况

肌张力有无增高、减弱或消失。

7. 其他

不明原因的苍白、贫血和黄疸。

(三) 实验室检查

1. 生命体征的评估

评估体温和血压的变化,出现体温<36℃;血压最高平均动脉压<正常值是危险值,平均动脉压的正常范围详见表2-2。

2. 血糖的评估

评估有无低血糖,血糖<2.6 mmol/L 是危险值。

3. 血气分析的评估

血气分析测量的数值 pH<7.2 或 pH>7.4;$PaCO_2$<35 mmHg 或 $PaCO_2$>55 mmHg 是危险值。

4. 评估的时机

实验室检查结果出现危险值表示新生儿颅内出血发生的可能,最好在生后 72 小时内进行评估。

(四) 头颅颅脑超声检查

由于新生儿颅内出血时多无症状,或仅有非特异性的神经系统症状和全身症状,故对该疾病的确诊依据是影像学检查。颅内出血通常发生于新生儿生后 3 天内,首选头颅超声检查,原因是颅脑超声检查具有经济性强、无射线损害、可操作性强、可重复进行,以及可在床旁检查的诸多优点,利于不能搬动的新生儿检查。通过超声筛查发现有无出血,评价出血严重程度,对出血合并症做出诊断。颅脑超声的诊断方式主要是通过对新生儿前囟扇形实时扫描,颅内中心部位具有显像清晰、分辨率高的特点,对于颅内中央病变可以做到早期发现,而对于MRI检查中极易误诊的颅内小病灶也可以做到清晰显像。由于在新生儿脑室周围-脑室内出血中应用的检出率相比较 MRI 而言明显更高,因此颅脑超声检查是筛查新生儿早期有无脑室周围-脑室内出血及随访病情转归的首选手段。

根据头颅超声检查结果的出血位置和程度进行分度,应用 Papile 分级法将 PIVH 分为 4 级:Ⅰ级仅为脑室管膜下生发基质出血;Ⅱ级为出血进入脑室,所占脑室面积为 10%～50%;Ⅲ级为脑室内出血伴脑室扩大,所占脑室面积>50%;Ⅳ级为脑室内出血涉及脑室致使脑室扩大,同时伴脑室旁局限或广泛的脑实质出血。其中Ⅰ和Ⅱ级为轻度颅内出血;Ⅲ和Ⅳ级为重度颅内出血。

(五)头颅计算机断层扫描(computed tomography, CT)和磁共振成像(magnetic resonance imaging, MRI)检查

颅脑超声对脑中央部位病变显示最佳,对 PVH-IVH 的诊断具有很高的特异度和敏感度,但对于主要分布于脑边缘部位的颅内出血的分辨力则极差,需要通过 CT 扫描或 MRI 进行辨别和诊断。美国研究资料显示,与超声比较,新生儿在生后第 1 周进行 MRI 检查,更易探查到白质损伤、出血壁损伤及更多或广泛性囊腔损伤。

但由于随访研究资料缺乏,未能进一步证实 MRI 的额外发现是否能较超声提供更多的有关神经发育预后的信息。颅内出血在 CT 中表现为密度增加,在原呈低密度或无回声的脑室腔内,出血区呈现密度增加,常伴有脑室扩张。颅内出血在刚刚出血时 MRI 的分辨率稍差,在 T1W1 可呈等信号、低信号,T2WI 呈高信号;出血 3 天以后,T1WI 转呈高信号,T2WI 为低信号。在一定时限内,MRI 能确定不同级别的 IVH,能清晰诊断脑室周围白质内的点状出血。

五、干预措施的触发标准

在生命的最初几天,从宫内的低氧水平转变成生后的高氧水平,可以下调在生发基质中的生长因子,使不成熟的新生血管系统减少,毛细血管的生发基质趋于稳定,因此 IVH 的风险会降低。所以,在最初几分钟、几小时和几天进行的干预措施可影响生存率和发病率,在头 3～4 天启动干预措施对于预防 IVH 的发生是尤为重要的。用质量改进方法,以集束化、多学科合作的方式护理生后头 4 天的新生儿,提供神经保护作用,可以降低 IVH 发生率,减少重度 IVH 和缺血性脑损伤的发生,改善神经发育的预后。

六、干预措施

(一) 精细化照护措施

精细化照护是预防颅内出血的必要措施。包括动作轻柔集中护理、床头抬高 15°～30°、头部保持正中位、缓慢抽吸和冲洗脐动脉导管、脐静脉导管不建议经常冲管等。有研究表明，抬高床头 15°～30°，与头成中线位可以降低脑静脉的压力。迅速抽吸和冲洗中央导管可能会显著改变脑血流量，使颅内出血和脑室周围白质软化发生率增加，增加新生儿的发病率和死亡率，故精细化照护策略可以减少这些影响脑血流波动的因素，降低颅脑并发症的发生。

（二）产前宫内干预护理措施

产前宫内干预护理包括地塞米松、硫酸镁、延迟脐带钳夹等。产前使用地塞米松是一种保护因素，研究发现产前给予皮质激素可显著降低新生儿严重 ICH 发生率。国内的多项研究也发现，产前使用地塞米松可有效预防早产儿 IVH。推荐硫酸镁治疗，可以提供胎儿神经保护，特别是降低儿童脑瘫的风险。建议不需要复苏的新生儿延迟脐带钳夹 45～60 秒，延迟钳夹可提供额外 10%～15% 的血容量，此类患儿发生较少的 IVH，需要输血的更少。国外有指南指出，新生儿出生时在产房给予预防性消炎药（吲哚美辛），可以显著降低颅内出血Ⅲ度和Ⅳ度的发生率，但不推荐给转诊中心。

（三）新生儿生后的干预护理措施（最好在出生后 72 小时内进行干预）

1. 维持正常体温

由于低体温与 IVH 高风险的发生有关，在产房、转运期间、监护室内要维持正常体温 36.5～37.5℃,目的是防止体温过低(<36℃)和体温过高(>38℃),避免体温波动引起脑血流量的改变。将新生儿置于肤温控制的高级暖箱内;给≤28 周的新生儿在棉包包上使用聚乙烯塑料袋或化学性暖化垫子;同时每班使用温度计严密监测并记录。

2. 维持血压稳定

严密监测血压,持续动脉血压仪上的波形反映的是大脑前动脉的血流速率,如果发现血压波动明显或动脉血压曲线有波动的趋势,说明脑动脉血流速率的变化,需要立即通知医生。

3. 暖箱中维持头正中位,床头抬高

由于新生儿头偏向一侧会影响颈静脉回流,突然的扭头会导致身体同侧的颈静脉堵塞,会影响颅内压和脑血流量。建议相关科室操作过程中避免突然的扭头和俯卧位,以新生儿为整体,在操作过程中维持头正中位。如果颅内压较低时床头抬高 30°,可提高颅内压,建议新生儿入病房后抬高床头 30°。为了避免移动,新生儿应该床旁摄片而不是转运至摄片室摄片,在进行床旁摄片时需两人配合完成此操作,避免新生儿活动时头上下摆动改变脑血容量。此外,光疗时应避免眼罩缠绕过紧,缠绕过紧会对枕骨产生压力阻碍静脉引流,增加颅内压。

4. 日常护理时温柔换尿布

换尿布会导致脑循环改变,尤其是突然地抬高下肢使得静脉回流和心脏预负荷改变。日常护理时换尿布动作要温柔,稍微抬起臀部换尿布,避免举腿,<1 000 g 超低出生体重儿在生后 4 天里可以敞开尿布,减少腹股沟刺激和皮肤完整性破损,减少脑血流量的波动。

5. 日常护理时温柔护理

日常护理时要集中护理并动作温柔,操作时防止兴奋脑部神经并控制脑血流量的波动。要安排经验丰富的专科护理人员进行日常护理,且人员相对固定,进行整体化护理。新生儿轻轻称重,避免在 72 小时内换床单,72 小时内如果需要,需两人操作换床单,72 小时后可以每日一次更换床单。提供鸟巢式包裹,使新生儿感到犹如置身于母亲的羊水中一样。

6. 避免光照刺激和噪声

保持新生儿绝对安静,同时需要减少光照的刺激,防止持续暴露在光照下,在暖箱上面盖暖箱罩子,没有光线直接照在新生儿的眼睛上。减少噪声的刺激,迅速静音报警,暖箱上不要放物品,床旁说话轻声细语,房间门和暖箱门开关时动作轻柔避免噪声。

7. 避免输液速度过快

静脉液体的突然增多会导致生发层基质的毛细血管破裂,所以要避免输液速度过快。当新生儿存在缺氧或低血压史时危险性更高,即使血压突然、中等量的增高也会诱发脑出血。需要根据新生儿的胎龄和体重评估正常血压范围。如果血容量正常,可以考虑多巴胺治疗维持正常血压。如果需要纠正酸治疗,输液速度更不宜过快,因为碳酸氢钠的作用并不明确,快速输注可能导致二氧化碳增多,舒张脑血管,进而导致压力被动型的脑循环。

8. 机械通气时减少低氧血症和预防低碳酸血症

$PaCO_2$ 的极端化和波动与重度 IVH 有关,低 $PaCO_2$ 与 PVL 有关,要减少脑血流量的改变和低碳酸血症。新生儿出现低氧血症或低碳酸血症时,专家建议进行气管插管,避免低氧血症($PaO_2 < 60$ mmHg)或低碳酸血症($PaCO_2 < 35$ mmHg)发生。稳定后血气分析值目标为 pH $7.2 \sim 7.4$,$PaCO_2$ $40 \sim 60$ mmHg,需及时调整机械通气达到指标,提供机械通气时避免呼吸暂停和气胸发生。

9. 治疗时减少有创操作,按需操作

由于心率和氧饱和度的影响,可能导致脑血流量的波动,需要尽量减少兴奋脑部神经和潜在影响脑血流量,治疗时需减少有创操作,减少心率和氧饱和度的波动。专家建议新生儿生后就放置脐部导管,避免早期(出生后72 小时内)PICC 穿刺置管及腰椎穿刺。脐部导管的留置需有资质的医务人员经过批准后完成此操作,尽量减少体温过低和有创操作改变脑血流量的机会。新生儿要保证液体的稳定输注,避免快速容量管理改变脑血流量,监测并保持血糖的稳定。频繁的操作会引起新生儿的疼痛和哭闹,哭闹会阻碍脑部静脉的回流,增加脑血容量,因此所有操作需要集中轻柔进行,尽量减少有创或无创操作,必要时使用药物镇痛。因很短的吸痰时间

(≤20秒)也会导致脑血流量、血压、颅内压增高,减少氧合,气管插管吸痰与脑血流动力改变有关,所以吸痰应基于生理体征的稳定按需进行吸痰。

10. 严密观察有无气胸的发生

气胸往往发生在脑出血之前,气胸会导致血流动力学的改变,导致生发基质层毛细血管压力的增高。生命体征的改变是气胸的早期表现,会出现平均血压的增加,尤其是舒张压的增加,出现心动过速;后期会出现低血压和心动过缓,出现呼吸声音的改变,动脉血氧分压下降,动脉二氧化碳分压增高。及时发现气胸的发生并进行治疗,会减少脑出血的出现。

(四)构成基于降低颅内出血风险的措施的集束化干预措施

1. 优化产前管理和分娩

产前和分娩的有效管理能保证新生儿出生在最佳状态。

2. 完善转运

转运尽可能平缓柔和,以保证体温呼吸和循环的稳定。

3. 循环支持

提供合理的支持循环、氧源和通气。

4. 护理原则

精细化照护,一旦稳定完成,目标就是"放手,盯着看"。

5. 团队合作

多学科合作,确保医疗团队成员进行集中操作。

6. 有创操作管理

尽量减少有创操作和痛苦的干预,或尽可能地延迟有创操作。

7. 发育性照护

促进发育性的发展护理和父母接触。

第七节 脑损伤的预见性评估

早产儿脑损伤(brain injury in premature infants,BIPI)是指由于产前、产时或出生后的各种病理因素,导致早产儿不同程度的脑缺血或/和出血性损害,包括先天性脑发育不全、脑性瘫痪(cerebral palsy,CP)及各种危重疾病或创伤所留下的中枢神经系统功能障碍。该病可在临床上出现脑损伤的相应症状和体征,严重者可导致远期神经系统后遗症甚至死亡。远期神经系统后遗症的可能表现有行为神经发育异常、中枢性运动障碍、智力低下、癫痫、视听障碍等。出生体重是预测新生儿病死率和发病率的最重要指标。新生儿有较高的痉挛性脑性瘫痪、认知以及视听障碍的发生率,出血、缺氧和缺血是新生儿脑损伤的主要原因。脑室内出血(IVH)、白质损伤及脑室增大为新生儿常见的 3 种脑损伤。

一、危险人群

脑损伤的危险人群包括极低出生体重儿;宫内窘迫及出生时窒息的早产儿;发生新生儿高胆红素血症、颅内出血、低血糖昏迷、重症感染等的新生儿。

二、高危因素和预防策略

(一) 高危因素

1. 脑缺氧缺血与血流动力学紊乱

严重宫内窘迫与出生时窒息、高或低碳酸血症、循环衰竭或休克、低血压或高血压或血压异常波动、心力衰竭、呼吸衰竭、机械通气、严重脱水、低体温、宫内生长受限、严重或复杂先天性心脏病等均会造成脑缺氧缺血。

2. 感染与炎症反应

绒毛膜羊膜炎、早发型败血症、晚发型败血症、坏死性小肠结肠炎等感染会引起脑损伤。

3. 血液系统疾病

血液系统疾病包括出凝血异常、中重度贫血、红细胞增多症或高黏滞血症、抗凝血酶缺乏、纤溶酶原缺乏等。

4. 产科高危因素

产科高危因素有很多,有血栓或羊水栓塞、孕母合并症或并发症及不良嗜好(高血压、心脏病、糖尿病、严重贫血、吸烟、吸毒)、异常分娩史(急诊剖宫产、胎盘早剥、产

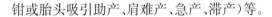

钳或胎头吸引助产、肩难产、急产、滞产)等。

(二) 预防策略

正确地认识和评价新生儿不同阶段脑发育及脑功能的状态,有助于早期识别其脑损伤,进行早期干预,降低致残率。我们应根据新生儿自身特点选择合适的评估方法,综合多种方法进行评价,及时予以干预。脑损伤一旦发生无特效治疗,重在预防,应采取综合性防治原则。新生儿神经行为评估不仅可以指导在 NICU 中的护理 VLBW 的临床决策,而且有助于确定哪些新生儿需要通过靶向治疗来获得长期支持干预措施以及早期参与专业的发育支持性护理,有利于其早期出院。

三、评估的时机

一般推荐生后 3～7 天(最好 72 小时内)是新生儿行超声检查和振幅整合脑电图的较好时期。国外有学者提出,在新生儿生后 72 小时内行振幅整合脑电图可预测神经系统发育预后。有缺氧、窒息及抢救史的早产儿有必要在生后尽快行头颅超声检查,从而对颅脑状况做出初步评估,并且对于胎龄＜32 周的新生儿,需要在病情平稳的情况下,早期进行磁共振成像的检查。国外有研究应用磁共振成像技术评估 300 例胎龄＜32 周的早产儿,发生脑损伤的早产儿占 24.7％,其中最主要的损伤类型为脑室内出血,其次为局灶性脑白质损伤及小脑出血。

四、主要评估内容

（一）全身症状的主要评估内容

主要评估有无伴有中枢性呼吸暂停、呼吸不规则、心动过缓、低血压、高血压或血压波动、意识改变、惊厥、颅内压增高、肌张力异常、原始反射异常等表现，也可无明显临床症状。

（二）脑损伤的评估方法

脑损伤的评估方法包括神经影像学评估、脑电生理学评估、神经行为学评估、脑血流动力学评估等一系列方法。神经影像学评估可以对新生儿脑损伤进行诊断和评估其预后，包括头颅超声、磁共振成像、磁共振弥散加权成像、非介入技术功能磁共振成像。脑电生理学评估方法对新生儿脑病预后的预测有重要作用，包括脑电图、振幅整合脑电图、脑干听觉诱发电位、视觉诱发电位等。神经行为学的评估方法通常以诊断、预测、运动发育评估及干预、互动交流为目的而设计，包括全身运动、20 项新生儿行为神经测定等。脑血流动力学评估反映脑血流动力学和代谢的变化，包括近红外光谱仪监测等。

1. 头颅颅脑超声

新生儿超声影像特点是脑发育不成熟，组织含水量多，超声显示双侧脑半球均匀细腻的中强或略低回声，侧脑室前角更显纤细、弯曲，第三脑室窄而易辨，同时早产儿脑回宽、脑沟浅、弯曲弧度不足，甚至脑叶分化不完全，在超声影像上最典型的是脑岛。脑室增大程度分3级：根据旁矢状位侧脑室中部的测量纵径，0.5～1.0 cm为侧脑室轻度增大，1.0～1.5 cm为侧脑室中度增大，>1.5 cm为侧脑室重度增大。多项研究结果显示，超声探查>5 mm的I级IVH以及Ⅲ级和Ⅳ级IVH的精确诊断率为76%～100%，探查Ⅱ级IVH则准确性低。研究也显示，超声发现和神经病理的相关性为100%。在新生儿期超声结果为Ⅲ级和Ⅳ级IVH、囊性PVL或中至重度脑室增大者，在2～9岁时均与脑性瘫痪相关（Ⅱ级证据）；Ⅳ级IVH或脑室增大，在2～9岁时则均与智力障碍和神经精神疾病相关（Ⅱ级证据）。证实有Ⅲ级和Ⅳ级IVH、囊性PVL和中至重度脑室增大的新生儿，其不良预后的危险较无上述病变的新生儿至少增加10倍。超声应被用于预测新生儿的长期神经发育预后，超声显示Ⅲ级和Ⅳ级IVH、脑室周围囊性损伤及中至重度的脑室增大，均与不良预后相关。

通过脑内一些结构出现的规律性特点，可大致评估出胎龄以及脑的发育程度是否与胎龄相符（表4-7）。

表4-7 胎龄与脑发育程度

胎　龄	超　声　表　现
>34周	双侧脑半球在略不成熟的超声背景下，脑结构基本接近于足月儿
34周	脑沟回弯曲度小，距状裂已出现，脑岛仅有部分分化
<34周	脑沟回影像短而细，脑岛呈片状，尚未分化

引自：刘俐.早产儿脑损伤及脑发育评估[J].中国实用儿科杂志，2017，31(11)：833-837.

新生儿囊性脑室周围白质软化发展过程也可通过超声得以观察随访,对预后判断具有重要意义。根据早产儿脑室周围白质软化的程度,有学者将其分为 4 级(表4-8)。

表4-8　早产儿脑室周围白质软化分级(de Vries法)

分　级	超　声　表　现
Ⅰ级	脑室周围局部回声增强持续或>7天,无囊腔出现
Ⅱ级	脑室周围局部回声增强,后变为局部小囊腔
Ⅲ级	脑室周围广泛性回声增强,后转为广泛性囊腔
Ⅳ级	脑室周围广泛性回声增强,涉及皮质下白质,后转为脑室周围和皮质下弥漫性囊腔病变

引自:刘俐.早产儿脑损伤及脑发育评估[J].中国实用儿科杂志,2017,31(11):833-837.

2. 磁共振成像(MRI)

MRI 现已广泛应用于新生儿领域,因其具有极高的组织分辨率,可清晰显示颅内结构、分辨脑白质及灰质、精确定位病灶部位,还可定量与定性评价白质髓鞘化程度及灰质发育,用于脑代谢及脑功能的评价。MRI 能够较清楚地显示胎脑正常发育过程,有助于对早产儿脑发育过程的评价。MRI 发现脑灰质的成熟从深部灰质开始,至枕部皮质,最后为额叶,其发育时段见表4-9。

MRI 对胎脑形态学观察结果显示:外侧裂出现较早,16 周即可见,24 周后逐渐明显,28 周更显著,并逐渐加深变窄;顶枕沟于 20 周出现,中央沟于 22~24 周出

表4-9 MRI脑灰质成熟时间(孕周)

部 位	开始分化	成 熟
深部灰质	25	34
枕部皮质	32	36
额 叶	35	39

引自:刘俐.早产儿脑损伤及脑发育评估[J].中国实用儿科杂志,2017,31(11):833-837.

现,妊娠晚期逐渐加深;脑回出现的顺序为海马旁回(20周),枕叶脑回(28~29周),顶叶脑回(29周),额叶脑回(33周)。

MRI观察髓鞘形成过程显示:16周即显示髓鞘出现,T1WI呈高信号,T2WI呈低信号;随胎龄增长,髓鞘按照一定顺序由下向上(向头端)发展,T1WI表现为延髓、脑桥、中脑等依次出现高信号,内囊后肢高信号出现较晚,T2WI表现为上述部位依次出现低信号;T2WI显示髓鞘出现的时间较T1WI略早,且更清楚。

依据胎脑的形态学改变及髓鞘形成规律,可对新生儿脑发育过程进行评价。

3. 磁共振弥散加权成像

磁共振弥散加权成像(diffusion weighted imaging, DWI)技术是一种新的功能成像方法,其基于活体无创性检测水分子运动,对组织水肿性病变诊断效果最好。DWI比常规MRI能更早发现早产儿脑白质损伤,可以应用于早产儿脑损伤的早期评估。国内有研究应用

DWI 技术连续测定早产儿局灶性脑白质损伤(PWMD)的表观弥散系数(ADC)变化,发现 PWMD 早期(即生后7 天内)DWI 表现为点簇状高信号,部分常规 MRI 可见T1WI 高信号,伴有或不伴有 T2WI 低信号,PWMD 病灶区域的平均 ADC 值明显低于病灶周围区域及对照组相同区域;2～5 周后复查 MRI,发现 DWI 异常信号完全消失,T1WI 高信号消失或面积较前缩小,原病灶区域的平均 ADC 值较前显著升高,但依然低于病灶周围区域。这表明尽管早产儿 PWMD 在数周后 DWI 异常高信号消失,但 ADC 值仍低于周围区域,说明其颅内水分子运动障碍并未完全恢复,因此,连续监测 ADC 值能更加准确且微观地描述早产儿 PWMD 病理改变。

4. 非介入技术功能

非介入技术功能(functional magnetic resonance imaging,fMRI)对特定的大脑活动皮层区域进行准确、可靠的定位,可研究脑功能的无创性显示活体白质及白质束走行,描述大脑结构的新方法弥散张量 MRI(diffusion tensor imaging,DTI)等技术也开始在新生儿领域应用,有望在早产儿中广泛应用。结合应用常规MRI 及先进的 MRI 技术,不仅能为早产儿脑损伤诊断提供工具,还将为远期神经系统预后提供预测。MRI 仍具有局限性,它对弥漫性脑白质损伤及微小坏死灶的敏感性较低,且价格昂贵,只能反映检查当时的变化,还需要较为复杂的设施及解决噪声等问题,因此不能作为临

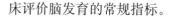

床评价脑发育的常规指标。

5. 脑电图(electroencephalogram,EEG)

不同胎龄新生儿的 EEG 不尽相同,可用于评估新生儿脑成熟度、脑功能状态。新生儿 EEG 不同的波形有相应的基本特点。

(1) 背景波抑制

波幅＜5 μV,常见于新生儿静态睡眠期,可持续10 秒,有插入爆发性高幅慢、尖及棘波。受孕周影响,最大脑电发作抑制间期随孕周增加而缩短,如＜30 周＜30～35 秒,37～40 周＜6 秒。

(2) 交替性脑电活动(TA)

孕 31 周以前新生儿觉醒及动态睡眠期为非连续型图形,静态睡眠期不连续更显著。

(3) 连续性混合节律

这是孕 32 周后觉醒及动态睡眠期基本图形。

(4) δ 刷放电

为未成熟儿 EEG 特征性图型,孕 35 周后迅速减少,先从觉醒及动态睡眠期消失,足月时静态睡眠期也少见,提示未成熟期。

(5) 正常型棘和尖波

其部位及波形不固定,无节律性,故与异常棘、尖波有明显区别。不同胎龄早产儿具有不同 EEG 表现,根据睡眠结构、TA 时大脑半球间同步化程度、未成熟波数量、不连续睡眠中大脑电发作抑制间期可大致判断其所处的阶段及脑成熟程度、是否有损伤。

6. 振幅整合

振幅整合 EEG（amplitude integrated electroen-cephalogram，aEEG）是一种通过安放在双侧顶骨的电极来记录脑皮层电活动信号的方法，临床上可通过直观地分析 aEEG 信号，对脑电背景波形进行分类，从而判断脑病及预后的方法。与常规 EEG 相比，aEEG 具有方便携带、可操作性强、图像直观、容易分析的优势。此外，aEEG 可连续监测，因此在新生儿监护病房的床边脑功能监测中尤为适用，也可用于各种脑发育疾病的诊断。在新生儿生后 72 小时内行 aEEG 可预测神经系统发育预后，但新生儿作为发育不成熟的个体，不能用足月儿的正常值或异常值来诊断早产儿脑损伤。因此，需要有不同胎龄新生儿脑电生理正常发育过程和 aEEG 成熟规律等方面的知识，对新生儿 aEEG 结果进行正确解读。胎龄越小，监测的频率越高，脑损伤的高危因素越多，再次监测的频率也就越高。近年来的研究显示，aEEG 可用于评价新生儿中枢神经系统发育成熟水平，在胎龄 22～23 周时，就能监测到最早的、不连续的脑电活动，表现为在电静止的脑电背景上出现散在的短暂爆发性电活动，24～25 周时仍为不连续 aEEG 背景电活动，28 周以后连续性电活动逐渐增加，34 周时几乎所有早产儿均表现为连续性电活动。我国多中心研究发现，正常早产儿随出生胎龄增加，aEEG 不连续电压逐渐减少，逐渐出现连续性电压,aEEG 背景逐渐成熟;睡眠-觉醒周期渐趋明显,胎龄>34 周基本全部出现成熟的睡眠-觉醒周期;窄带下界电压逐渐升高,带宽逐渐变窄,但由于信号的采集仅通过单一通道,局灶性异常可能被遗漏。

新生儿 aEEG 的监测时间点以胎龄(gestational age,GA)/矫正胎龄和高危因素来区分,高危因素包括急性宫内窘迫、宫内缺血、双胎输血、缺氧、感染、NEC、IVH、头颅超声异常或可疑者。GA<28 周的 VLBW 需要在生后 2~3 天、7~8 天,胎龄矫正 32 周、矫正 36 周和矫正 40 周时监测 aEEG。GA 为 29~33 周无高危因素的 VLBW 需要在生后一周左右、胎龄矫正 40 周时监测 aEEG;如有高危因素的 VLBW 需要在生后 1~3 天、胎龄矫正 32 周、矫正 36 周增加 aEEG 的监测。GA>33 周无高危因素的 VLBW,如果 aEEG 的监测正常,只需要监测一次;有高危因素的 VLBW 需要在生后一周、胎龄矫正 36 周、矫正 40 周时监测 aEEG。首次监测 aEEG 中度以上异常者,建议 72 小时随访监测。

7. 脑干听觉诱发电位

脑干听觉诱发电位(brainstem auditory evoked potential,BAEP)是一种通过分析不同声音刺激下的脑干诱发电位,反映听觉传导通路中不同部位神经元电活动的检测技术,动态观察 V 波振幅及 V/I 振幅比值,可反映听力异常及听觉传导通路中不同部位神经元的功能活动状态和损伤情况,一般推荐在胎龄 34 周以后应用较为准确。

8. 脑干视觉诱发电位

脑干视觉诱发电位（brainstem visual evoked potentia，BVEP)是通过短声刺激，在中枢神经系统脑干部位不同水平收集信息的一种非损伤性诊断技术，可反映视力异常及视觉传导通路中不同部位神经元的功能活动状态和损伤情况。现已有对早产纠正胎龄足月后的应用研究，认为可对预后起到早期评估作用。

9. 全身运动

采用摄像的方法评估新生儿自发性运动质量，可早期预测新生儿的神经发育结局，特别是脑瘫。近期有研究对 103 例胎龄＜30 周的早产儿行全身运动（general movements，GMs) 质量评估，同时在相当于足月时行MRI 检查，结果发现，早产儿在足月前异常的 GMs 与皮质灰质异常、深部灰质异常及脑半球距离增宽有关，说明GMs 异常可作为新生儿脑发育异常的早期标志。但该方法应用过程复杂，结果分析较困难，不易掌握，在我国尚未得到广泛的推广应用。

10. 20 项新生儿行为神经测定

20 项新生儿行为神经测定（neonatal behavioral neurological assessment，NBNA）是我国儿科专家鲍秀兰教授基于美国 Brazalton 新生儿行为评分和 Amiel-Tison 新生儿行为神经运动测定方法，建立的足月新生儿和矫正胎龄满 40 周早产儿神经行为能力的评价，是早

期发现大脑功能异常和评估预后的可靠指标。20 项
NBNA 包括行为能力（6 项，共 12 分）、被动肌张力（4
项，共 8 分）、主动肌张力（4 项，共 8 分）、原始反射（3 项；
共 6 分）、一般评价（3 项，共 6 分）。笔者的研究团队于
2008 年对 234 例早产儿研究发现，NBNA 评分法可以反
映 33 周以上早产儿的脑发育状况、发展规律及脑损伤对
神经行为的影响。

11. 近红外光谱仪监测

近红外光谱仪监测（near-infrared spectroscopy，
NIRS)可检测出脑内含氧血红蛋白（HbO_2）及还原血红
蛋白（Hb）及脑组织局部氧饱和度（rSO_2）的变化，了解脑
血容量、脑血流量及脑耗氧的情况，是了解脑内实际氧合
情况、间接反映脑血流动力学及代谢变化的有效方法。
采用柔和音乐刺激早产儿，使其脑活动增强，并同步监测
相关指标，可用于新生儿脑功能的评价。国外有研究应
用 NIRS 技术检测<32 周早产儿脑组织 rSO_2 的水平，发
现较低的 rSO_2 与不良神经系统预后相关。目前国内应
用于新生儿的研究较少。

五、干预措施的触发标准

新生儿神经行为筛查措施要结合新生儿的神经行为
特征评估脑神经功能，绝大多数新生儿评估感觉行为、反
应、运动控制、状态组织和注意力/互动能力。一旦早期
发现脑损伤，必须早期触发干预措施，改善环境并进行训

练,促进神经系统代偿性康复,才能改善预后,更好地支持新生儿社会情感发展并改变轨迹,以预防远期神经系统后遗症和儿童精神疾病。

六、干预措施

(一) 预防脑损伤的措施

发育支持护理(developmental supportive care,DSC)和早产儿发育支持性护理(neonatal individualized developmental care assessment program,NIDCAP)是一种改变新生儿重症监护室(NICU)环境和照顾方式的护理模式,要求护理人员预先估计新生儿生长发育所面临的应激压力,采用一系列支持性护理措施来减轻应激压力,减少能量消耗,旨在促进新生儿的生长发育。目前该护理模式已用于对新生儿的照顾,对新生儿神经行为的发育有积极影响。

(二) 干预脑损伤的措施

评估或监测出新生儿有脑损伤时,需要早期干预、早期指导,父母需共同参与护理和训练,从入院到出院,从医院到家庭,将新生儿的训练贯穿于整个日常生活中和婴儿期。干预脑损伤的措施包括以下内容。

1. 视觉刺激

新生儿病情稳定后即可开始用鲜艳的玩具和父母与之说话的笑脸,引导其向各个方向注视,每天数次,每次1分钟左右。对视觉诱发电位证实有明显视路损伤或眼底检查有视神经发育不全或萎缩的,加瞳孔对光反射刺激,每次光照与不照比为 1 秒：5 秒～5 秒：5 秒,每组 5 次,每天 30～60 组,组间隔大于 5 分钟。此法应在有经验的医师指导下进行,以免造成黄斑部光损伤。婴儿可靠坐后用对比度高的黑白图及字卡,较快速度进行视觉刺激,可提高注视能力。

2. 听觉刺激

父母说话的声音是最好的听觉刺激,应每天多次较大声音与新生儿说话。听觉诱发电位异常较明显的可加其他柔和声音刺激,如装有豆子的塑料盒摇晃声等,每次数响,每天 30～60 次。

3. 皮肤感觉刺激

约 80％脑损伤新生儿体感诱发电位潜伏期长、波幅低,通过抚触、毛刷等皮肤刺激可促进脑损伤康复。抚触、软毛刷、海绵、轻叩击等用于肌张力高者,每日数次,每次 5～10 分钟。肌张力低者可用硬毛刷、空心掌拍打、冷热水刺激等。捏脊是通过皮肤刺激进行全面调理的有效方法。可被动屈曲肢体、抚摸和按摩以及变换新生儿的姿势等,鼻饲的新生儿可练习非营养吸吮动作,都属于皮肤感觉刺激。

4. 被动模式运动

被动模式运动是一种由三人操持,模拟匍匐爬的被动运动。每天进行 4～6 次,每次 50～250 节四肢及头颈部有节律的运动及摩擦,活动肌肉关节的同时向脑部输送正确匍匐爬的信息,可促进正确爬行动作的出现、纠正错误的运动姿势、调整肌张力、改善感知觉,是对较重脑损伤的新生儿进行治疗的有效方法。不会爬行及爬行、行走或其他姿势异常的均应训练此项目,脑损伤的新生儿宜从3个月开始增加模式运动。

5. 手功能训练

2~3个月即应开始手抓握、放开练习,逐渐增加抓住近处的玩具、拇指及食指捏起小物品等,可用玩具、游戏形式进行。

6. 咀嚼、吞咽、发音、语言训练

脑损伤的新生儿由于神经-肌肉支配障碍,易出现咀嚼、吞咽及发音困难,影响齿槽骨及口腔相关器官发育,可造成营养不良、构音障碍等。未添加辅食时需要进行口腔运动和口腔面部肌肉锻炼,定期进行康复锻炼的练习。添加辅食后应适时加辅食并面对面地教孩子咀嚼、吞咽及发音非常重要。学吹小喇叭或气球也能锻炼面部肌肉。

7. 爬行训练

美国医生 Temple F、Doman R J 和 Doman G 通过研究指出,在人类个体发育过程中,有种系进化过程特点的重演,新生儿从匍匐爬到跪起来膝手爬,再到站立行走的运动发育过程中,与之相对应中枢神经系统的发育完善是从脑桥到中脑,再到大脑皮层,相应部位的脑损伤可有相应的运动障碍,下一级的脑损伤可影响上几级的运动功能,因此不会行走或行走姿势异常的,要从爬行开始训练。新生儿觉醒时应练习俯卧抬头、上臂支撑并逐渐引导其向前移动,脑损伤的新生儿要从 3 个月开始进行斜坡板助爬训练,较大年龄不会地面爬行的,也可先用斜坡板练习,并逐渐降低斜坡板,过渡到平地爬行。每天有一定数量正确姿势的匍匐爬及膝手跪爬是脑损伤儿功能训练的重要内容,从匍匐爬向膝手爬过渡中常加入障碍爬,如爬过父母大腿或其他障碍物。爬还有助于纠正斜视、眼颤等。

(三) 新生儿脑损伤综合性防治原则

1. 避免和减少不良刺激

如尽量减少各种穿刺、避免频繁的肺部物理治疗和吸引、检查和治疗集中进行等。

2. 优化呼吸管理

合理使用机械通气,避免与呼吸机对抗;纠正缺氧和酸中毒,避免低或高碳酸血症,使 $PaCO_2$ 维持在 35～50 mmHg(可接受的范围是 30～55 mmHg)。

3. 避免血压波动

维持血压在正常范围,以维持脑血流正常灌注和脑血流动力学稳定。

4. 保证营养

维持电解质、血糖、血浆渗透压在正常范围和最佳的营养状态。

5. 维持正常体温

新生儿置于中性温度环境,避免低体温。

6. 监测凝血功能

使凝血功能、血小板计数等维持在正常范围。

7. 感染防控

积极控制感染与炎症反应。

8. 控制惊厥

有惊厥者首选苯巴比妥钠静脉注射,疗程视病情而定。

9. 监测随访

严重脑室内出血致脑室显著扩张者,至少在随后的 4 周内,要常规监测头围大小、前囟变化和临床状态。

(四) 新生儿重症脑损伤团队合作的救护单元要求

1. 神经系统评估

神经系统体检、疼痛评估、血气分析、MRI 检查、超声检查、评估随访等。

2. 神经系统监测

EEG 检查、aEEG 检查、NIRS 检查、听力筛查等。

3. 神经系统保护治疗

低温治疗、药物治疗、营养支持、早产儿颅内出血集束化管理。

4. 神经系统发育支持

环境的支持(丰富环境、音乐等)、保证充足的睡眠、避免应激、避免母婴分离、安置合适的体位、有创操作管理等。

第八节　重症高胆红素血症的 预见性评估

高胆红素血症由于新生儿体内积累过多胆红素引起的,这种代谢产物毒性非常强,严重损伤新生儿重要脏器,破坏免疫功能,极大降低新生儿生存质量。如果血清胆红素达到一定水平,将损伤新生儿神经系统,而胆红素脑病在我国已非罕见问题。

一、危险人群

出生后胎龄、感染、喂养不足、出生体重下降等,均能潜在性造成新生儿血清胆红素水平的异常升高,因而是新生儿重症高胆红素血症的主要高危因素,合并危险因素的新生儿是高胆红素血症发生的高危人群。

二、高危因素和预防策略

(一) 高危因素

重症高胆红素血症的高危因素众多: 出生后 24 小时内出现黄疸,合并有同族免疫性溶血症或其他溶血(如 G - 6 - PD 缺陷),胎龄 37 周以下的早产儿;头颅血肿或明显瘀斑,单纯母乳喂养且因喂养不当导致体重丢失过多的新生儿;剖宫产的新生儿;有感染、缺氧等围产不良因素的新生儿等。

剖宫产能影响胎儿首次呼吸功能的构建,还可能对新生儿产生各种不良影响,比如羊水误吸、胎儿的低氧血症及 Apgar 评分下降等,这些因素会使新生儿重症高胆红素血症风险增加。完成剖宫产术后,产妇由于疼痛、药物、情绪、禁食等因素影响,泌乳时间可能会出现延迟情况,或者延迟开奶,造成早产儿乳汁摄入缺乏,进而造成各种问题,比如脱水热、低血糖及出生体重下降等。另外,睡眠差、哭闹及烦躁等,会给新生儿带来情绪方面的影响,这些均会对胆红素的正常代谢造成影响。有研究表明,感染引起的高胆红素,在轻、中、重度黄疸当中均大于 50% 的病例;因窒息、难产的早产儿产前和产后机体均会伴有程度差异性的缺氧、产伤,因而会降低参与胆红素代谢的肝酶系统活力,增高未结合胆红素。

(二)预防策略

预防重点在于分析新生儿高胆红素血症的高危因素,重视随访和评估,准确预测发生风险,结合新生儿的实际情况,给予早期干预。综合预防性护理干预中,规范地选择评估指标,密切监测经皮胆红素值,观察经皮胆红素值的变化趋势,注重采取有关新生儿高胆红素血症的健康宣教,加强喂养和抚触,密切观察新生儿的精神状态,给予预防性光疗,有利于胆红素排泄,降低血清胆红素浓度,能够有效降低重症高胆红素血症发生率。

三、评估的时机

高胆红素血症为新生儿科多发疾病,尤以出生 1 周内的发病多见。急性高胆红素脑病（acute bilirubin encephalopathy，ABE)是重度高胆红素血症最严重的后果，可以引起新生儿听力、智力和神经系统损害，致死率和致残率均较高，若不及时干预和治疗，75%～90%留有不同程度神经系统后遗症，严重威胁着新生儿的生命和健康。急性胆红素脑病是指早产儿生后一周内出现的高胆红素血症对于神经系统的急性损害，包括锥体外系反应、视听障碍、生长发育异常等，因此新生儿重症高胆红素血症早期评估的时机是出生后 24 小时内到生后一周内，需要每天进行评估。

四、主要评估内容

(一) 黄疸症状的评估

1. 评估黄疸程度

皮肤黄疸情况除面部、躯干外，还可累及四肢及手、足。

2. 评估黄疸颜色

未结合胆红素升高为主，呈橘黄或金黄色；结合胆红素升高为主，呈暗绿色或阴黄。

3. 评估有无伴随表现

溶血性黄疸多伴有贫血、肝脾大、出血点、水肿、心力衰竭。感染性黄疸多伴发热、感染中毒症状及体征。梗阻性黄疸多伴肝肿大，大便颜色发白，尿色黄。

(二) 全身症状的评估

重症黄疸时要评估全身症状，评估有无出现反应差、精神萎靡、厌食；肌张力低，继而易激惹、高声尖叫、呼吸困难、惊厥或角弓反张、肌张力增高等。重症高胆红素血症引起的高胆红素脑病不同分期全身症状的评估内容不一致（表 4 - 10）。

表 4 - 10　高胆红素脑病全身症状的评估内容

分　期	主　要　评　估　内　容
前期	嗜睡，吸吮力和肌张力减弱
中期	嗜睡、肌张力减弱、高度兴奋、高声尖叫、反应迟钝、易怒、角弓反张以及颈部后仰
极期	角弓反张、昏迷、极度兴奋、迟钝、呼吸暂停、哭声尖锐及食欲不振

引自：《中华儿科杂志》编辑委员会，中华医学会儿科学分会新生儿学组.新生儿高胆红素血症诊断和治疗专家共识.中华儿科杂志，2014，52（10）：745 - 748.

（三）评估胆红素浓度

胆红素数值是重症高胆红素血症诊断的重要指标，可采取静脉血或微量血方法测定血清胆红素浓度。根据不同的胆红素水平升高程度，胎龄≥35 周的新生儿高胆红素血症还可以分为：重度高胆红素血症，血清胆红素（TSB）峰值超过 342 μmol/L（20 mg/dL）；极重度高胆红素血症，TSB 峰值超过 427 μmol/L（25 mg/dL）；危险性高胆红素血症，TSB 峰值超过 510 μmol/L（30 mg/dL）。通常足月儿发生胆红素脑病 TSB 峰值在 427 μmol/L（25 mg/dL）以上，但合并高危因素的新生儿在较低胆红素水平时也可能发生，低出生体重儿甚至在 171～

239 μmol/L(10～14 mg/dL)即可发生。也可以黄疸仪经皮测定胆红素浓度,不同部位的胆红素浓度不同,黄染至头部≥6 mg/dL,胸部≥9 mg/dL,腹部≥12 mg/dL,大腿≥15 mg/dL,小腿≥18 mg/dL,足底≥20 mg/dL。生后不同时间的胆红素浓度也不同(表4-11)。

表4-11　新生儿生后不同时间光疗血清总胆红素参考标准
（mg/dL,1 mg/dL=17.1 μmol/L）

出生体重/g	<24 小时	24～<48 小时	48～<72 小时	72～<96 小时	96～<120 小时	≥120 小时
<1 000	4	5	6	7	8	8
1 000～1 249	5	6	7	9	10	10
1 250～1 999	6	7	9	10	12	12
2 000～2 299	7	8	10	12	13	14
2 300～2 499	9	12	14	16	17	18

引自:《中华儿科杂志》编辑委员会,中华医学会儿科学分会新生儿学组.新生儿高胆红素血症诊断和治疗专家共识[J].中华儿科杂志,2014,52(10): 745-748.

使用胆红素百分位曲线图来判断是否存在高胆红素血症的风险,分为高危区、中间区和低危区。高危区指小时总胆红素值在第95百分位以上,预测其发生高胆红素血症的机会非常大,可给予及时的临床干预。低危区指小时胆红素值在第40百分位以下,一周内发生超过第95百分位的可能小,不太可能发生与黄疸有关的临床问题。中间区分为中高危区和中低危区,可结合其他高危因素给予密切随访(图4-1)。

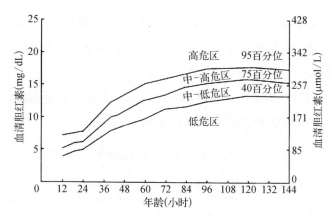

图 4-1　新生儿小时胆红素列线图

引自:《中华儿科杂志》编辑委员会,中华医学会儿科学分会新生儿学组.新生儿高胆红素血症诊断和治疗专家共识[J].中华儿科杂志,2014,52(10):745-748.

(四) 头颅 MRI 检查

据检查结果显示对称性苍白球 T1W1 高信号改变。血清内游离胆红素急剧上升会导致大脑半球、延脑、小脑以及基底节等部位聚集大量胆红素而造成神经中毒。高胆红素脑病的新生儿在进行头颅 MRI 检查过程中,可发现头颅苍白球 MR 信号异常增高,可见苍白球聚集大量血清胆红素,导致神经胶质细胞线粒体功能改变和神经元细胞凋亡,以此可判断为脑组织严重受损。

五、干预措施的触发标准

当存在游离胆红素增高的因素,如低血清白蛋白、应用与胆红素竞争白蛋白结合位点的药物、感染时,建议适当放宽干预指征，触发干预措施。血清总胆红素（TSB）与白蛋白（Alb）比值（B/A）可作为高胆红素血症干预决策的参考。美国儿科学会建议儿科医生根据小时胆红素百分位值分析新生儿胆红素的浓度，出院前总胆红素值处于高危区、低位区还是中危区，给予新生儿适当的出院后随访建议和适时的干预措施。

六、干预措施

（一）做好父母的健康教育

提高父母对该病的重视程度，及时对父母进行宣教，讲解关于重症高胆红素血症的危害，讲解预测评估、经皮胆红素监测、早期药物干预的重要性，发放相关的宣传资料，提高其治疗依从性。

（二）预测评估高危因素

分析重症高胆红素血症的高危因素，如分娩方式、胎龄、体重、并发症发生情况，加强对新生儿精神状态的观察，积极采用经皮胆红素仪对新生儿进行监测。每个新生儿出生后都应进行高胆红素血症的预测评估，对于存在高危因素的新生儿，住院期间应密切监测胆红素水平及其动态变化趋势，根据上述建议进行干预，并适当延长住院时间，确定合理的随访时间，指导诊断和早期干预。

（三）预防性光疗

对于新生儿可采取预防性光疗，调整光疗的强度和时间，定期监测体温，加强观察，密切观察不良反应。如果新生儿出现光疗不良反应,比如呼吸暂停、青铜症、发热、腹泻、眼部损害、皮疹,立即停止光疗。不同胎龄、不同日龄的新生儿都应该有不同的光疗指征,另外还需考虑是否存在胆红素脑病的高危因素。出生胎龄 35 周以上的晚期早产儿和足月儿可参照 2004 年美国儿科学会推荐的光疗参考标准(图 4-2)。在尚未具备密切监测胆红素水平的医疗机构可适当放宽光疗标准,出生体重<2 500 g 的新生儿光疗标准亦应放宽。对于新生儿可以给予预防性光疗,但对于出生体重<1 000 g 的超低出生体重儿,应注意过度光疗的潜在危害。

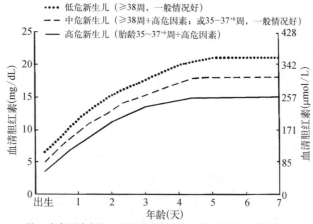

注:高危因素包括:同族免疫性溶血,葡萄糖-6-磷酸脱氢酶缺乏,窒息、显著的嗜睡、体温不稳定、败血症、代谢性酸中毒、低白蛋白血症

图 4-2 2004 年美国儿科学会推荐的光疗参考标准

引自:《中华儿科杂志》编辑委员会,中华医学会儿科学分会新生儿学组.新生儿高胆红素血症诊断和治疗专家共识[J].中华儿科杂志,2014,52(10):745-748.

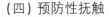

（四）预防性抚触

在新生儿出生后 24 小时内按需给予母乳喂养,促进母婴尽早接触、吸吮,若经皮测胆红素值大于 $102\ \mu mol/L$ 时,可增加母乳喂养次数,餐后给予抚触护理,抚触手法要轻,逐渐加力,保证每日 2 次,预防重症高胆红素血症的发生。

（五）预防性按摩排便或开塞露通便

若未在预定时间内排胎粪,可给予腹部按摩排便或开塞露通便,最好每天都能排出大便,减少体内胆红素含量,降低高胆红素血症的发生。

（六）早期药物干预

对于发生重症高胆红素血症的新生儿,可以酌情给予微生态制剂治疗,但需要根据患儿的临床实际病情来决定,以免加重病情。

（七）出院随访

在新生儿出院后一周内保持联系进行随访,重症高胆红素血症的新生儿出院后的随访计划（表 4 - 12）,根据新生儿出院时的经皮测胆红素值,嘱咐定期复诊监测经皮测胆红素值,必要时及时回院接受治疗。

表 4 - 12　重症高胆红素血症的新生儿出院后的随访计划

出院年龄 （小时）	出院时胆红素水平 （百分位）	随访计划 （天）
48～72	＜40 40～75	出院后 2～3 出院后 1～2

（续表）

出院年龄 （小时）	出院时胆红素水平 （百分位）	随访计划 （天）
72～96	＜40	出院后 3～5
	40～75	出院后 2～3
96～120	＜40	出院后 3～5
	40～75	出院后 2～3

引自：《中华儿科杂志》编辑委员会，中华医学会儿科学分会新生儿学组.新生儿高胆红素血症诊断和治疗专家共识[J].中华儿科杂志，2014，52(10)：745－748.

（朱晓婷　吕天婵）

参考文献

[1] RHODES A，EVANS LE，ALHAZZANL W，et al. Surviving Sepsis Campaign：International Guidelines for Management of Sepsis and Septic Shock：2016. Intensive care medicine，2017，(43)：304－377.

[2] 连喜院.早产儿医院感染早期临床特征分析.临床研究，2015(7)6：609－610.

[3] SCHUETZ P，ALBRICH W，MUELLER B. Procalcitonin for diagnosis of infection and guide to antibiotic decisions：past，present and future. BMC Medicine，2011，1(9)：107.

[4] 周波，唐军.新生儿坏死性小肠结肠炎相关研究现状.中华妇幼临床医学杂志，2018，14(2)：125－132.

[5] 邵肖梅，叶鸿瑁，邱小汕.实用新生儿学(第五版).北京：人民卫生出版社，2019：632－640.

[6] 吕天婵，张玉侠.早产儿胃潴留管理相关研究进展.中国护理管理，2015，15(12)：1525－1528.

[7] JANNE NABERHUIS，CHRISTINE WETZEL，KELLY A. TAPPENDEN. A Novel Neonatal Feeding Intolerance and

Necrotizing Enterocolitis Risk-Scoring Tool Is Easy to Use and Valued by Nursing Staff. Advances in Neonatal Care, 2016，16(3)：239 - 244.

[8] MA L，ZHOU P，NEU J，et al. Potential Nutrients for Preventing or Treating Bronchopulmonary Dysplasia. Paediatr Respir Rev，2017，22(2)：83 - 88.

[9] SCHWARTZ E，ZELIG R，PARKER A，et al. Vitamin A Supplementation for the Prevention of Bronchopulmonary Dysplasia in Preterm Infants：An Update. Nutr Clin Pract，2017，32(3)：346 - 353.

[10] Sweet DG，Carnielli V，Greisen G，et al. European consensus guidelines on the management of respiratory distress syndrome — 2019 update. Neonatology，2019，115(4)：432 - 450.

[11]《中华儿科杂志》编辑委员会,中华医学会儿科学分会儿童保健学组,中华医学会儿科学分会新生儿学组.早产、低出生体重儿出院后喂养建议.中华儿科杂志,2016,54(1)：6 - 12.

[12]《中华儿科杂志》编辑委员会.中华医学会儿科学分会新生儿学组,新生儿肺动脉高压诊治专家共识.中华儿科杂志,2017,55(3)：163 - 168.

[13]《中华儿科杂志》编辑委员会,中华医学会儿科学分会新生儿学组.早产儿支气管肺发育不良临床管理专家共识.中华儿科杂志,2020,58(5)：358 - 365.

[14]《中国当代儿科杂志》编辑委员会,中国医师协会新生儿科医师分会营养专业委员会.早产儿支气管肺发育不良营养管理专家共识.中国当代儿科杂志,2020,22(1)：1 - 10.

[15]《中国儿科杂志》编辑委员会,早产儿治疗用氧和视网膜病变防治指南专家组.早产儿治疗用氧和视网膜病变防治指南.中国儿科杂志,2007,45(9)：672 - 673.

[16] 高宏程,陈晨,张迎秋,等.早产儿视网膜病变的危险因素研究进展.国际眼科杂志,2018,18(1)：80 - 83.

[17] 丁璐,吴本清,张国明,等.胎龄＜32 周或出生体质量＜1 500 g 早产儿视网膜病影响因素分析.中国全科医学,2018,21(12)：

1467 - 1470.

[18] LAU C, FUCILEu S, SCHANLER RJ. A self-paced oral feeding system that enhances preterm infants' oral feeding skills. J Neonatal Nurs, 2015, 21(3): 121 - 126.

[19] LINC TC LY, WY LWB S. Quantitative Real-Time Assessment for Feeding Skill of Preterm Infants. Journal of Medical Systems, 2017, 41(6): 90 - 96.

[20] GRIFFITH T, RANKIN K, WHITE-TRAUT R. The Relationship Between Behavioral States and Oral Feeding Efficiency in Preterm Infants. Advances in Neonatal Care, 2017, 17(1): 12 - 19.

[21] 梁如佳,刘芳,付晶,等.早产儿颅内出血 592 例高危因素分析.解放军医药杂志,2018,30(2): 46 - 49.

[22] 邵肖梅,叶鸿瑁,邱小汕.实用新生儿学(第五版).北京:人民卫生出版社,2019: 855 - 860.

[23] 胡晓静,张雪萍,刘婵,等.精细化照护策略对超低出生体质量儿短期结局的影响.中国实用护理杂志,2017,33(20): 1558 - 1662.

[24] 刘俐.早产儿脑损伤及脑发育评估.中国实用儿科杂志,2017, 31(11): 833 - 837.

[25] 张艳.新生儿缺血缺氧性脑病的临床护理干预.当代护士, 2018,25(24): 93 - 94.

[26] 陈惠金.美国神经学会新生儿神经影像指南.实用儿科临床杂志,2008,23(2): 157 - 160.

[27] RACHEL E LEAN, CHRIS D SMYSRE, CYNTHIA ROGRES. Assessment: The Newborn Child. Adolesc Psychiatr Clin N Am, 2017, 26(3): 427 - 440.

[28] NEUBAUER V, DJURDJEVIC T, GRIESMAIER E., et al. Routine magnetic resonance imaging at term-equivalent age detects brain injury in 25% of a contemporary cohort of very preterm infants. PLoS One, 2017, 12(1): e0169442.

[29]《中华儿科杂志》编辑委员会,中华医学会儿科学分会新生儿学组.新生儿高胆红素血症诊断和治疗专家共识.中华儿科杂

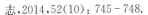

志,2014,52(10)：745－748.

[30] 蓝素飞.新生儿高胆红素血症的相关因素分析.临床研究,2018,18(54)：64－66.

[31] 杨雄华,何文婷,陈寄,等.新生儿高胆红素脑病头颅 MR 改变及临床意义分析.中国医学工程,2017,25(10)：101－102.

[32] 廖丽芳.综合预防性护理干预对新生儿高胆红素血症发病率的影响.护理实践与研究,2018,15(15)：76－77.

附　录

新生儿护理评估技术关键点总结

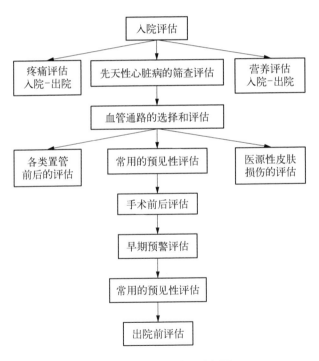

附图 1　护理评估的总流程图

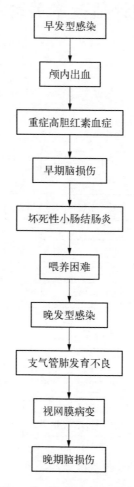

附图 2 常见的预见性评估流程图

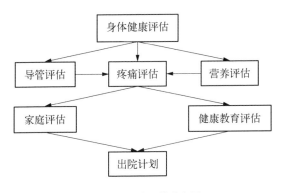

附图3 入院评估流程图

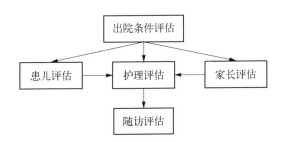

附图4 出院前评估流程图

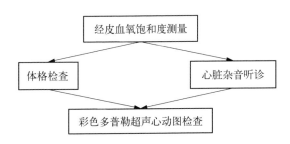

附图5 先天性心脏病筛查评估流程图

附表 1　新生儿入院护理评估操作流程表

项　目	顺　　序	原理及注意事项
素质要求	1. 服装、鞋帽整洁；特别强调在进行操作前严格按照"七步洗手法"进行手卫生消毒	
用物准备	2. 准备暖箱，监护仪，保持备用状态	根据出生体重选择合适的暖箱
	3. 根据病情，准备气源	准备呼吸机或其他氧疗装置
	4. 准备空床号、病史牌	
评估新生儿	5. 通知医生	医生及时处置新生儿
	6. 与急诊或入院处护士共同核对手圈	核对姓名和住院号
	7. 入院更换衣服、称重	
	8. 置暖箱，连接心电监护仪	
	9. 一般资料	询问病史
	10. 家庭评估	
	11. 身体健康评估 (1) 观察患儿头面部情况：a. 前囟张力情况；b. 头颅有无血肿、水肿、骨缝闭合情况；c. 耳部情况：耳后有无皮肤破损、耳内有无奶汁、耳郭发育情况；d. 眼部情况：有无分泌物、双眼有无凝视/落日眼等、眼距是否正常；e. 口周有无发绀、口腔内有无鹅口疮/腭裂；f. 颈部情况：颈面部有无皮疹/皮肤褶烂等	先进行生命体征的测量，再根据新生儿的病情判断是否合适立即入院身体健康评估

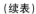

（续表）

项　目	顺　　序	原理及注意事项
评估 新生儿	（2）躯干部情况：a. 前胸后背皮肤有无破损。湿疹、乳房发育情况；b. 腹部情况：如腹胀、膨隆、舟状腹等；c. 全身营养情况如水肿、皮肤弹性、皮下脂肪等方法是用手轻压腹部皮肤，看皮肤回复情况；d. 脐部情况：有无渗血、渗液、脓性分泌物、脐轮是否红肿、肉芽组织、脐疝	
	（3）四肢情况：四肢肌张力，有无畸形如足内翻、草鞋脚、通贯手，手指指甲是否长，有无胎粪污染，活动情况，有无硬肿或水肿，循环情况，同时观察患儿的精神反应情况	
	（4）臀部情况：腹股沟皮肤有无褶烂破损，男孩阴囊发育情况以及有无尿道下裂和水肿，女孩会阴部发育情况以及有无尿道下裂和水肿，有无假月经以及臀部皮肤有无湿疹、尿布炎，有无正常肛门等	
	（5）观察患儿皮肤黄染情况	黄染至头部为 6 mg/dL，胸部为 9 mg/dL，腹部为 12 mg/dL，大腿为 15 mg/dL，小腿为 18 mg/dL，足底为 20 mg/dL

(续表)

项　目	顺　　　序	原理及注意事项
评估新生儿	12. 营养评估	根据营养评估量表进行风险评估
	13. 疼痛评估	根据 PIPP 疼痛评分量表进行疼痛评估,评分结果及时告知医生并采取相应的措施
	14. 导管评估	对带有导管的新生儿进行评估,包括气管插管、留置针、中心静脉置管、胃管等
	15. 健康教育需求评估	
	16. 出院计划	
记录及处理	17. 根据评估结果按照要求书写规范	
	18. 评估结果及时与医生沟通并处理	

（朱晓婷　胡晓静）